理性应对乳腺癌

主编
谢丽

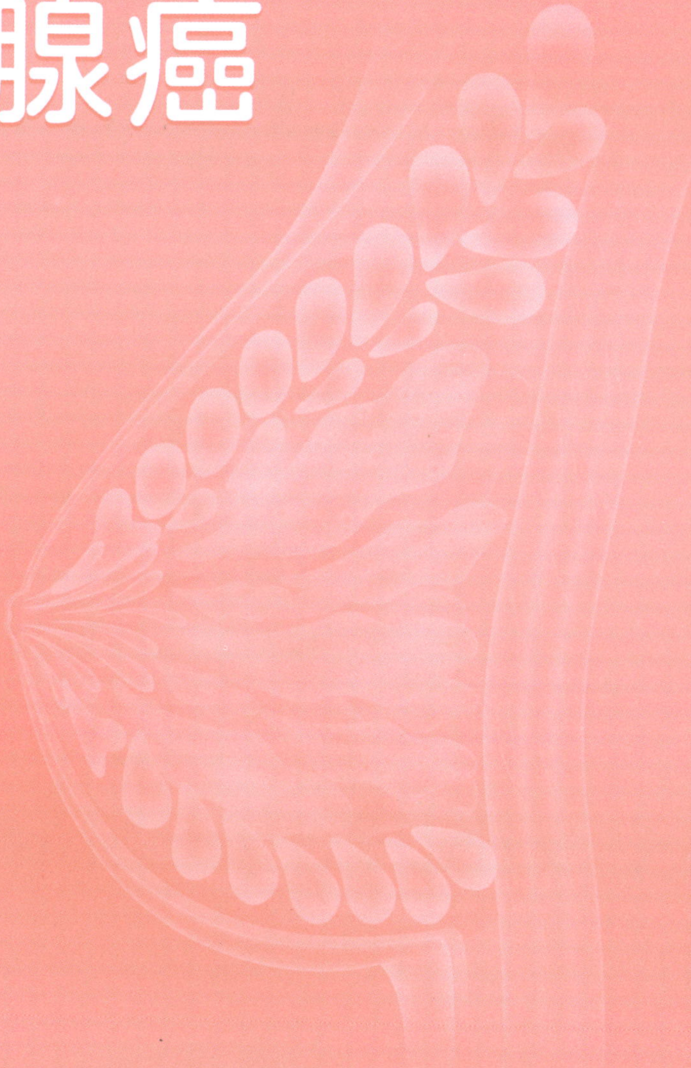

人民卫生出版社
·北京·

图书在版编目（CIP）数据

理性应对乳腺癌 / 谢丽主编. -- 北京 ：人民卫生出版社，2026. 2. -- ISBN 978-7-117-38809-2

Ⅰ. R737. 9

中国国家版本馆 CIP 数据核字第 20253BN034 号

理性应对乳腺癌

Lixing Yingdui Ruxian'ai

主　　编：谢　丽

出版发行：人民卫生出版社（中继线 010-59780011）

地　　址：北京市朝阳区潘家园南里 19 号

邮　　编：100021

E - mail：pmph @ pmph.com

购书热线：010-59787592　010-59787584　010-65264830

印　　刷：三河市宏达印刷有限公司

经　　销：新华书店

开　　本：889 × 1194　1/32　　印张：7

字　　数：144 千字

版　　次：2026 年 2 月第 1 版

印　　次：2026 年 3 月第 1 次印刷

标准书号：ISBN 978-7-117-38809-2

定　　价：45.00 元

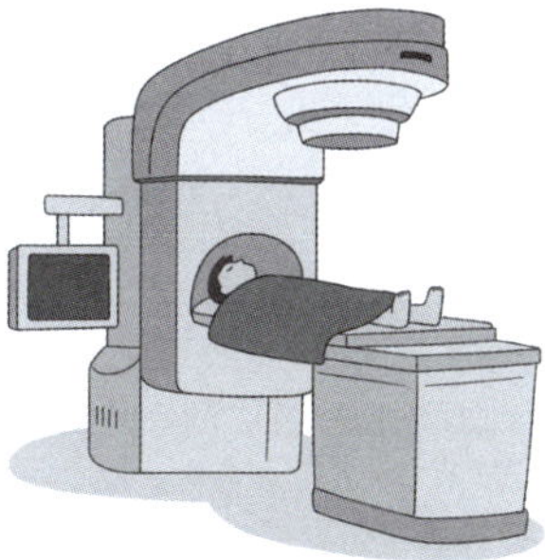

主　审　刘宝瑞

主　编　谢　丽

副主编　姚永忠

编　者　（按姓氏笔画排序）

丁　舟　马晶晶　王　伟　王艺璇　王雪迪　王淑安
朱秀芬　朱雅慧　仲　戎　庄晓明　刘芳岑　许丹丹
严婷婷　杜亚楠　杨　芳　杨艺琦　杨佳瑶　吴松婷
何　璐　余慧萍　张　猛　张　寅　张伟杰　张恋茹
陈　芳　岳倩清　周　利　姚永忠　袁万燕　顾　蓉
郭苗苗　陶金秋　黄桂春　曹　萌　谢　丽

序

乳腺癌作为女性常见恶性肿瘤之一，严重威胁着广大女性的健康与生命。正确认识乳腺癌的特征，掌握科学的预防、诊断、治疗及康复知识，不仅是患者及其家属的迫切需求，更是医务工作者向大众普及乳腺肿瘤相关知识义不容辞的责任。

谢丽和姚永忠两位主任医师早年就读于南京大学医学院，完成了本科至博士阶段的学历教育，长期从事乳腺肿瘤的临床和科研工作。谢丽主任擅长乳腺癌的化疗、靶向治疗、内分泌及免疫治疗。姚永忠主任擅长乳腺外科治疗及围手术期综合治疗。他们在长期的临床实践中积累了丰富的经验，获得了很好的口碑和患者的信任。

在临床实践中，几乎所有针对乳腺癌的知识，既是医务人员必须掌握的又是患者及家属特别关心的，如乳腺肿瘤是如何发生的，如何才能早期诊断、是否有遗传性，保乳手术是否足够安全，是否需要化疗、靶向治疗，以及日常生活中的饮食、生活习惯的调整等。本书主编及副主编就是针对患者的急难愁盼，组织长期在临床工作的医生和护士，以问答形式编成此书。他们立足于患者的实际需求，旨在解答临床实践中最常见、最棘手的问题，为患者提供全面、专业、易懂的指导，相信能够解决患者的诸多疑虑，赢得患者的喜爱。

有鉴于此，作为一名长期从事肿瘤临床科研和诊疗的资深医师，我在阅读完书稿内容后，感觉很有价值，乐于作序。

刘宝瑞

2025 年 10 月于南京大学医学院附属鼓楼医院

前言

乳腺癌，这个让许多人闻之色变的词语，在现代医学快速发展的今天，已经不再是一个无法战胜的敌人。据最新统计数据，全球乳腺癌患者的 5 年生存率在早期发现的情况下可以达到 90% 以上。在这个数字背后，是无数医学工作者的不懈努力，是科技进步带来的治疗手段革新，更是千千万万乳腺癌患者及其家属勇敢与癌症抗争的见证。

作为一名从事乳腺癌诊疗工作二十余年的医生，我见证过太多患者从最初的慌乱、恐惧，到最终战胜疾病的全过程。正是这些经历让我深深体会到，除了专业的医疗干预外，患者最需要的是全面、准确、易懂的疾病知识，以及来自医学专家的贴心指导。这也正是我组织编写这本书的初衷。

在这本书中，我们将以通俗易懂的语言，系统地为您介绍乳腺癌的基础知识与最新研究进展、规范化诊疗流程与个体化治疗方案、日常生活中的自我检查方法、治疗期间的营养调理与心理调适、康复期的运动指导与生活建议，以及真实的病例分享与康复经验。

我们用了 3 年的时间编写此书，反复写了改、改了添，其间还以手稿形式赠送给上千名患者进行试读。书里收录的所有医学知识均基于最近的临床指南与研究证据，力求为读者提供最权威、最前沿的信息。同时，我们也融入了大量实用的生活建议和心理疏导内容。

现代医学在不断进步，新的治疗手段也将不断推出。在面对疾病的过程中，无论是医护人员还是患者，都需要积极面对新的诊疗方案，不断丰富自己的知识面，才能更理性地应对这一疾病。

在这场与疾病的较量中，有专业的医疗团队主导，有家人朋友的鼓励与陪伴，更有千千万万的同路人并肩前行。生命的韧性往往超出我们的想象，相信通过科学的认知、规范的治疗、积极的心态，您必然可以重获健康的人生。

谢丽

2025 年 8 月

目录

第一章　关于乳腺癌的那些事

第二章　乳腺癌的检查与诊断

第三章　早期乳腺癌的治疗

第四章　晚期乳腺癌的治疗

第五章　康复与健康管理

第六章　如何应对化学治疗

第七章　常用药物介绍

第八章　进展期乳腺癌患者故事

第九章　面对乳腺癌，我的心声

第一章

关于乳腺癌的那些事

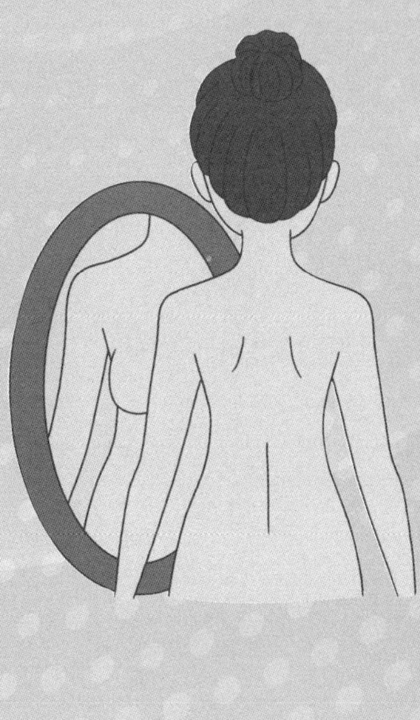

正常乳腺是什么样的

女性的乳腺是用于哺乳的乳房结构，位于胸部第二肋间至第六肋间皮下与胸肌间。乳腺有 15 ~ 25 个叶，每个叶都是一个独立的腺体，由输乳管开口于乳头顶端。乳腺就像一个葡萄串，而这些乳腺小叶的腺体就像一颗颗葡萄。乳腺的腺叶由致密结缔组织分隔，并由脂肪包围。随着月经周期卵巢内分泌的变动，成年女性的乳腺有轻微的周期性变化，此时乳腺触感改变或者乳房胀痛多是正常的。女性妊娠时，在雌激素和孕激素的作用下，乳腺的小导管和腺泡迅速增生，为哺乳做好充分准备。因此，女性的乳腺是一个会发生周期性变化的组织结构。

那么，女性朋友们日常应该如何维护乳房健康呢？乳腺就像葡萄串，并不适合被挤压揉捏。无论是乳腺良性增生性病变还是乳腺癌，乳房按摩并不能疏通乳腺进而治疗乳腺疾病。相反，如果已患乳腺癌，就并不适合对乳房进行挤压，因为按压病灶处会增加乳腺癌的转移风险。此外，日常还要穿戴合适的内衣，避免束缚太紧的内衣对乳房产生过度压迫。建议女性朋友们适当运动、预防体重过重。合理饮食也能帮助控制体重。劳逸结合、控制好生活节奏、避免频繁熬夜也是维持免疫功能稳定的关键因素。

对于个人而言，每月进行 1 次乳房自检可以较为便捷地发现一些问题。同时，每年到专业体检机构进行一次乳腺检查也是为乳房健康保驾护航必不可少的手段。

什么是乳腺癌

乳腺癌是发生于乳腺上皮组织的恶性肿瘤，主要见于女性，也有少数的男性患病。乳腺癌起源于乳腺细胞的遗传物质变化，简单说就是基因突变。随着基因突变的不断累积，乳腺细胞的生长不受控制从而逐渐形成肿块。肿瘤组织分为两部分：实质与间质。肿瘤的实质便是肿瘤细胞。间质成分则包括血管、细胞外基质（支撑性不含细胞的成分）、成纤维细胞以及免疫细胞等，又被称为肿瘤微环境。经过漫长的肿瘤转化阶段后，肿瘤细胞获得浸润性生长能力，肿瘤形成并具有转移的可能性。

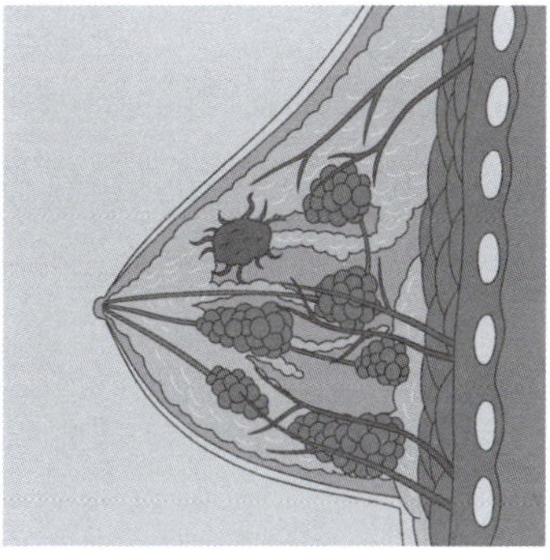

乳腺癌解剖示意图

乳腺癌具有与其他恶性肿瘤相似的特点。恶性肿瘤细胞最本质的特征是存在遗传物质的改变，包括基因序列变化和表观遗传学变化等。人体内每个细胞都有一套完整的“指令手册”，这些指令保存在 DNA 中，指导细胞如何工作。“基因”就是这本手册中的特定指令。表观遗传学变化是指这些改变使得肿瘤细胞的表型与正常细胞不同。表观遗传学可以理解为基因的“开关系统”，它不改变基因本身，但会影响哪些基因被“打开”或者“关闭”。在正常情况下，这些开关系统让细胞按照计划工作。但有时由于各种原因（如环境、饮食、年龄等），这些基因的“开关”可能会发生异常。当这些“开关”控制得不正常时，可能会导致一些细胞增长过快或失控，就像城市里突然出现了很多不按规则行驶的车辆。这些失控的细胞可能会聚集成肿块，我们称之为肿瘤。如果这种异常发生于乳腺细胞，并且这些细胞开始快速无序地增长，这就有可能发展成乳腺癌。

肿瘤细胞的基因组存在大量的 DNA 改变，导致其不稳定性增加。这促使肿瘤细胞不断产生新的突变，从而获得新的特征性变化。此外，恶性肿瘤细胞不像正常细胞那样受到生长抑制，这也是肿瘤的重要特征。肿瘤细胞能够不受控制地持续增殖，这种无限复制使得肿瘤能够不断增大。肿瘤微环境在肿瘤的发生和发展中也扮演着重要的角色。免疫逃逸使得人体的免疫系统无法有效地监视和抑制肿瘤的生长，甚至会在肿瘤微环境中通过血管生成、细胞外基质重塑、代谢微环境改变等促进肿瘤进展。微环境与肿瘤实质之间相互促进相互筛选使得肿瘤获得更多的持续发展。因此，我们不能简单地把肿瘤视为肿瘤细胞的简单组合，而是由包括微环境在内的多个因素共同作用和共同发展而成的。

肿瘤细胞的浸润与转移是恶性肿瘤最基本的外在特征。乳腺癌的生长方式呈现浸润性，就像螃蟹的爪子一样向正常组织浸润并生长。肿瘤细胞失去了正常细胞的特性，细胞之间的连接变得松散，容易脱落并游离。一旦肿瘤细胞脱落，游离的肿瘤细胞可以通过血液或淋巴液传播到全身，形成转移。由于乳腺的皮下淋巴管非常丰富，乳腺癌很容易在早期发生淋巴转移。骨骼、肺和肝脏是乳腺癌最常见的远处转移部位。肿瘤的远处转移是乳腺癌威胁生命的主要原因。

大部分乳腺癌的生长会受到雌激素的调控，这是由于乳腺组织也是受雌激素调控的，这也是乳腺癌与其他大多数肿瘤的不同之处。乳腺癌中的激素受体（ER/PR）阳性亚型属于激素治疗敏感的肿瘤，这意味着这部分乳腺癌患者可以通过抗雌激素的内分泌治疗来抑制肿瘤生长。1895 年，Beatson 医生对一名乳腺癌患者进行了卵巢切除手术，意外地发现乳腺癌缩小了，这一发现让人们意识到卵巢可以促进乳腺癌的生长，从而开启了乳腺癌内分泌治疗的时代。除了雌激素受体通路，人表皮生长因子受体 2（human epidermal growth factor receptor 2，HER2）也是乳腺癌中非常重要的驱动分子。HER2 过表达的乳腺癌通常生长较快，因此这类乳腺癌往往在较晚的阶段被发现。此外，*P53* 基因突变、*PIK3CA-AKT* 通路基因突变等也是乳腺癌发生过程中常见的分子事件，携带相关基因突变的肿瘤往往生长活跃。乳腺癌的发生和发展过程中存在许多信号通路的异常，这些异常信号通路会促进肿瘤的进展。随着逐步确认乳腺癌发病的重要驱动事件，人们针对相应分子的变化开发相应的药物和治疗方案，使得对乳腺癌的治疗手段越来越多样化。

乳腺癌的发病情况如何

乳腺癌已经成为全球非常常见的癌症之一，每年的发病人数已经超过肺癌。据统计，2020 年全球新发乳腺癌病例达到 230 万例，占所有新发癌症病例的 11.7%，每年有 68 万人死于乳腺癌。在中国，乳腺癌是女性中最常见的恶性肿瘤。随着乳腺 X 射线摄影的广泛应用，乳腺癌的确诊率进一步提高，并且随着人口老龄化的趋势，这个数字还在继续增加。对于中国 15 ~ 44 岁的女性来说，罹患乳腺癌已成为因癌症死亡的首要原因，并且乳腺癌的死亡率仍然呈上升趋势。而在大多数西方国家，由于现代治疗策略和早期诊断的推广，乳腺癌患者的死亡率近年来有所下降。

中国和西方国家在乳腺癌患者发病年龄上存在一定的差异。在西方国家，只有约 1/4 的乳腺癌患者在 50 岁之前被确诊，在 35 岁之前被确诊的患者只有不到 5%。而在中国，约有 2/3 的患者在 40 ~ 59 岁被确诊。乳腺癌患者的平均诊断年龄在中国与西方国家也存在差异，中国的平均诊断年龄为 49 岁，而澳大利亚和美国的平均诊断年龄分别为 60 岁和 61 岁，中西方差异相当明显。中国女性乳腺癌发病年龄较早提示了环境、生活方式、遗传因素、激素水平、医疗技术进步及社会经济文化等多方面的综合影响，这也对我国乳腺癌的预防、筛查、诊断和治疗体系产生一定影响。在中国，乳腺癌的发病也呈现出一定的区域差异。经济发达地区的乳腺癌发病率高于不发达地区，城市地区的发病率明显高于农村地区。

虽然乳腺癌属于女性高发的一种恶性肿瘤，但是由于医疗技术的发展及早诊早治的推广，乳腺癌患者的死亡率在女性恶性肿瘤中仅位居第五。目前，全国乳腺癌患者平均的 5 年生存率约为 80%，早期乳腺癌患者的 5 年生存率更高。随着规范化诊疗的推广，乳腺癌患者的生存率也在进一步升高。

乳腺癌的高危因素有哪些

乳腺癌是一类与遗传高度相关的疾病。如果家族成员中有女性患过乳腺癌，那么其他女性亲属（特别是母亲、姐妹或女儿）患乳腺癌的风险会相对较高，这是因为可能遗传了一些易感基因所致。尽管遗传因素是一个重要的风险因素，但大多数乳腺癌患者并不是因为遗传引起的，只有 5% ~ 10% 的乳腺癌由家族遗传引起。携带外显性的致病基因突变，会大大提高乳腺癌的患病概率。虽然遗传因素不能完全决定是否会患上乳腺癌，但它确实增加了患病的可能性。了解自身的家族史和遗传风险，有助于采取相应的预防措施和早期检测，以降低患病风险。如果有乳腺癌家族史，可以通过基因检测了解自身风险，从而采取早期筛查和预防措施。例如，定期进行乳腺检查或者更早开始进行筛查。

在乳腺疾病患者中，大多数患者存在内分泌失调和激素不平衡的情况。其中，体内雌激素水平偏高、孕激素水平相对偏低是乳腺癌发病的一个重要因素，这与多种因素有关。在中国，成年女性患乳腺癌的高危因素包括月经持续年限长（初潮年龄早和绝经年龄晚）、未生育、第一次活产年龄大，以及母乳喂养时间短。生育率的下降可能与母乳喂养受限相关，两者都将增加乳腺癌的患病风险。妇女生育次数的增加与绝经后乳腺癌风险的降低有关。

无论对于绝经前还是绝经后的妇女来说，肥胖和缺乏体育锻炼都被认为是乳腺癌患病的危险因素。目前，在中国年轻女性中，超重和肥胖问题日益普遍，这种趋势可能会导致未来乳腺癌（尤其是绝经后乳腺癌）的患病率增加。尽管乳腺癌的总体发病率在不同国家之间存在差异，但是与危险因素和发病率之间的关联在不同种族群体中是相似的。此外，饮食结构的改变，如摄入大量脂肪、糖和蛋白质也是导致乳腺癌发病的一个重要因素。生活中，不同职业意味着不同生活方式，职业的选择与乳腺癌的发病风险密切相关主要表现在以下几点。首先是职业暴露，包括接触某些具有特殊作用的化学、物理、生物物质，暴露于电离辐射或放射性物质等，这些都会明显增加乳腺癌的患病风险。其次是职业工作特点，女性承受着高强度的工作压力，经历精神创伤和长期的精神压抑等，这些都会引起一系列的应激反应，打乱生理节律，导致免疫力下降。某些心理重大创伤（如亲人的离世），也会引起心理变化，增加患乳腺癌的风险。

乳腺小叶增生经常给女性带来患癌恐慌，事实上这仅是乳腺生理性的变化，并不增加患癌风险。乳腺的一些病理性增生疾病（如乳腺导管内乳头状瘤、硬化性腺病、不典型增生等），都会增加患乳腺癌的风险，尤其是不典型增生，可使患乳腺癌的风险增加 3.5 ~ 6.0 倍，属于乳腺的癌前病变。

综上所述，乳腺癌的发病与多个因素密切相关。这些因素中有不可改变的部分（如遗传因素），也有可以改变的部分（如健康的饮食、作息、运动、合理的生育计划，以及尽可能地母乳喂养等）降低乳腺癌发病风险。有效的自我健康管理可以降低人群乳腺癌的患病风险。

如何预防乳腺癌

通过了解乳腺癌的危险因素，我们可以知道预防乳腺癌的重要方法就是控制那些我们可以改变的危险因素。在此基础上，定期体检、及时发现问题可以降低乳腺癌相关死亡风险。具体来讲，主要包括以下几点。

1. 判断自己是否属于高危人群　乳腺癌的高危人群包括以下几种。

（1）有明显的乳腺癌遗传倾向者：①家族中（包含一级和二级亲属）有 BRCA1/BRCA2 等基因胚系变异携带者；②家族中有乳腺癌患者，45 岁前发病；③家族中有两位乳腺癌患者（1 人双侧或两个单侧），45 ~ 50 岁患病；④家族中有两位或以上乳腺癌、卵巢癌、输卵管癌或原发性腹膜癌患者；⑤家族中有男性乳腺癌患者；⑥曾患有乳腺癌、卵巢癌、输卵管癌或原发性腹膜癌者。

（2）既往有乳腺导管或小叶不典型增生或小叶原位癌患者。

（3）30 岁前接受过胸部放疗者。

如果你的家族中有几位亲人患乳腺癌，建议进行家族遗传咨询，必要时还可以进行基因检测。如果发现自身携带容易引发乳腺癌的基因突变，需要和医生一起制订具体的随访和预防计划。

2. 合理的饮食非常重要　虽然肿瘤主要是由基因突变引起的，但乳腺癌的发生与雌激素水平及身体内代谢有相关性，因而通过健康饮食也有可能降低乳腺癌的患癌风险。营养师建议保持饮食均衡，减少外来雌激素的摄入。少吃高脂肪和高热量的食物，避免体内脂肪过多和激素分泌过多。多吃蔬菜和富含膳食纤维的食物。少吃腌制、熏制、油炸和烤制的食物，尤其如煎蛋、黄油、奶酪、甜食和肉类等要适量摄入。补品也要合理食用，特别是像燕窝这种含有高雌激素的补品，有可能刺激肿瘤细胞，所以不可长期食用。

3. 愉快的心情和良好的健康生活方式意义 不良的生活习惯是促进乳腺癌的高危因素，比如吸烟、饮酒、长期熬夜及久坐等。因此，应该尽量避免这些不良生活习惯。此外，还应该坚持定期进行体育锻炼。积极运动的女性，乳腺癌发病风险会降低20%，而久坐会明显增加乳腺癌尤其是三阴性乳腺癌的发病风险。保持心理和精神的健康也很关键，积极参加各种社交活动，保持健康、良好的生活态度及愉快的心情，减少精神压力和紧张情绪、缓解焦虑，确保充足的睡眠，都是预防乳腺癌的重要措施。在内分泌健康层面，为了预防乳腺癌，有成婚意愿的女性应该选择合适的年龄婚育，避免晚婚晚育，尽量减少流产的次数，并且孕妇和产妇还要注意合理的母乳喂养。

4. 养成定期自我检查的好习惯 早发现、早诊断、早治疗乳腺癌，三级预防策略的良好实施能够显著降低乳腺癌的死亡风险。

发现乳腺肿块如何高效就医

在诊断与治疗乳腺癌的过程中，患者们会有很长一段时间需要不停地与医院打交道。随着社会人口老龄化加剧、独居人士增多，经常出现“孤独就医”的现象。即使是年轻人，面对医院如此繁杂的部门，也会跑冤枉路、不断碰壁。经常有患者及家属存在很多疑问，“什么时候需要看门诊？什么时候需要住院？看门诊时需要注意什么？如何就诊可以让我最便捷地解决问题？怎样看病才能最省钱？”了解了医院的布局与看病流程后这些问题就都能迎刃而解。

1. 何时需要门诊就医 当前的医疗体系中，门诊医疗承担了很大一部分的临床诊疗活动，包括常见病的初步诊断，慢性病的随访与诊治，健康咨询等任务。简而言之，如果身体不舒服，首先应该考虑门诊就诊。医生在门诊接诊后会进行病情评估，决定后续继续在门诊治疗还是住院治疗。

2. 看门诊时我需要注意什么 门诊就诊的时间往往比较短，患者需要做好充分的准备才能进行高效的门诊就诊。

（1）提前预约挂号：普通门诊通常不限号，但是如果想就诊的是专家门诊，最好在线上提前挂好号。提前了解自己的就诊时间，按时取号就诊。那么，什么情况下应该看普通号，什么情况下应该看专家号呢？一般来讲，简单的复查与评估、慢性病取药建议到普通门诊就诊就可以了。如果是病情比较复杂，建议预约专家门诊就诊。如果一开始挂不到专家号也不要着急，在普通号初步诊断并完善检查后再预约专家号就诊也是很好的就诊策略。

（2）就诊时携带好诊疗所需的资料：门诊就医一定要带好身份证和医保卡，并留下正确的联系方式。现在各医院实行实名制挂号，一方面可以实现多种挂号缴费方式，减少就诊奔波等待时间；另一方面也方便看诊医生调阅、储存患者的诊疗信息；更重要的是，当检验检查指标出现危急值时，方便医院第一时间联系到患者以便及时开始治疗。

1）病理报告：是肿瘤确诊的依据。医生会根据病理报告判断肿瘤类型，严重程度，以确定后续如何治疗。因此，病理报告极其重要，如果您已经拿到病理报告，请一定带齐。乳腺癌患者的病史长，诊治过程复杂，出院小结或门诊病历就是诊治情况最好的说明书。如果有多份小结或者病历，最近一份的重要性更大。建议尽可能携带所有相关出院小结及门诊病历就诊。

2）影像胶片与检验检查报告：是门诊就诊需要携带的资料。其中，影像学检查[计算机体层扫描（computed tomography，CT）、磁共振成像（magnetic resonance imaging，MRI）、正电子发射计算机体层显像仪（positron emission tomography and computed tomography，PET/CT）]可以显示病灶的位置、范围和程度，是病情判断的重要依据。一般医院的影像报告和化验报告可以在电子系统上调阅，如果您到非检查医院就诊，请携带好既往的所有影像及化验报告。如果有多份报告及胶片，建议按时间顺序予以整理。

在门诊，医生会按照挂号的顺序接诊，就诊时请按号排队，如有紧急情况可前往急诊就诊。不建议在等待就诊过程中反复进入诊室向医生提问，以免影响其他患者就诊。就诊前，建议准备好自己想咨询的问题，可以拿个小本子，把所有问题记下来。带着目的与问题就诊，就医过程会更方便。如果已经结束就诊了但是又想起还有其他问题需要解决，建议再次刷号，等医生喊到复诊号再就诊。

3. 何种情况下需要住院就医　住院能让患者得到更多的治疗和照顾。那么，哪些患者需要住院治疗呢？一个重要的标准是需要密切观察病情变化的患者。医生在门诊或急诊接诊患者后，会进行全面评估。如果患者症状严重或病情复杂，医生会开具住院单，安排住院。因此需要注意：对于是否需要住院的问题，首次就诊的患者必须先前往门诊就医，由主诊医师评估决定；对于已经在接受治疗的肿瘤患者，要根据具体情况来决定是否需要住院。如果仅仅是为了定期体检或复查，这部分患者一般无须住院。

进行不同的抗肿瘤治疗的患者，是否需要住院视患者根据情况而定。进行手术治疗患者一般会住院；进行化学治疗或放射治疗的患者，如果存在严重并发症或者需要严密监测的情况下，建议住院接受抗肿瘤治疗，例如存在上腔静脉压迫综合征，大剂量化疗需要水化等情况。如果患者体力状况很好，无论进行化学治疗还是放射治疗都可以在门诊完成，患者无须住院。进行靶向治疗与内分泌治疗的患者也一般无须住院。

对于肿瘤晚期且难以耐受常规抗肿瘤治疗的患者，支持治疗也是很重要的环节，可优先选择离家近且有安宁疗护资质的社区医院，以减轻经济负担、方便家属。

4. 住院期间的注意事项有哪些　携带好病史资料和生活物

品。当您第一次入住医院时，请一定携带好出院小结、影像资料、查血结果及门诊病历等病史资料，这些一定不要嫌多，有多少带多少。生活用品越简单越好，一般只要带洗漱用品、饮水杯、换洗内衣裤，其他东西能少带就少带，毕竟医院能提供的个人生活空间还是比较小的。

了解医生查房时间。查房是医患一对一沟通的绝佳时间，大到病情、预后，小到吃喝拉撒，都可以在查房时获得解答。住院期间，除了治疗检查时间以外，还是有不少自由活动的时间。了解医生的查房时间，有助于你合理安排自己的时间，以免错过与医生沟通的最好时机。

5. 出院时需要注意什么　若患者符合出院指征，医生一般会提前告知并予以出院指导及带药。一般出院小结上会写清楚出院后有什么注意事项，但是如果有任何疑问，建议阅读完出院小结后可以找医生询问清楚。

出院的时候需要携带好个人物品。将个人物品整理好后全部带走，不要有遗漏，尤其是影像报告（如 CT、MRI 等）。要注意的是，回家后影像胶片切勿混合存放、勿暴晒。此外，报销的凭证也需要收集并妥善保管。如果您是当地医保或已经办理异地就医医保手续，一般无须您额外准备报销材料。如果是异地就医，医保转诊手续尚不完备或通过商业保险报销，要问清楚当地医保办或保险公司需要什么材料，如果有需要医院出具的，请提前在出院前准备好，以免出院后再来回奔波。

6. 如何利用好互联网诊疗　互联网诊疗让就医更便捷，大大改善就医感受，提升患者就医体验。除了刚才提到的门诊挂号，还有智慧药房、“互联网 + 护理服务”、线上门诊及线上检查预约等项目，建议就诊时先了解清楚该家医院的所有互联网业务，以方便就诊。

第二章

乳腺癌的检查与诊断

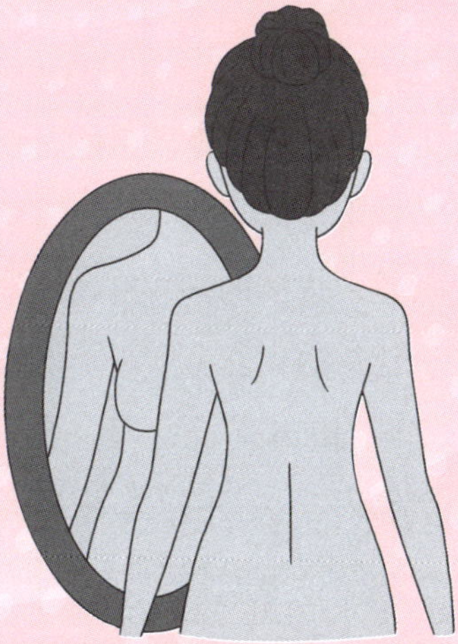

乳腺癌的常见症状有哪些

1. 乳腺肿块 乳腺癌最常见的症状表现为乳房内的肿块。这些肿块通常是无痛的，只有 10% ~ 15% 的乳腺肿块会伴随疼痛。乳腺癌可以发生在乳房的任何部位，但最常见的位置是乳房的外上象限，也就是乳房靠近腋窝的位置。乳腺癌肿块的质地通常偏硬，边界不清楚，并且会逐渐增大，这些特征可以用来与良性肿块进行区分。

2. 乳房外观改变 有些情况下，乳腺癌可能会侵犯乳房悬韧带，这是连接乳腺腺体与皮肤的纤维组织。当肿块侵犯悬韧带时，乳房皮肤会出现凹陷，形成酒窝状，被称为“酒窝征”。另外，肿块也可能累及乳头，导致乳头凹陷。如果肿块进一步增大，可能会阻塞乳腺淋巴组织的回流，导致乳房皮肤水肿，这时毛囊部位的凹陷会更加明显，呈现细密点状，就像橘皮一样，这就是“皮肤的橘皮样改变”。随着病情的进展，肿瘤细胞可能会广泛扩散到乳房和周围皮肤，形成硬结状的卫星结节。乳腺癌晚期肿瘤细胞可能会侵犯整个乳房，甚至扩散到胸肌，导致乳房变形和固定。当侵犯范围很大时，肿瘤可能会融合成片，蔓延到整个胸壁，形成盔甲样的外观，影响患者呼吸，即“铠甲胸”。局部晚期乳腺癌患者常常伴有局部皮肤破溃及感染、出血，合并感染时往往还伴有恶臭。

3. 腋窝及颈部包块　乳腺癌的发生、发展过程中有可能发生转移。乳腺癌最常转移至同侧腋窝的淋巴结，患者主要表现为腋下出现肿块，这些肿块往往质地硬，大多数情况下没有疼痛感，但有可能逐渐增大。初期转移的淋巴结可以被推动，但随着转移数量的增多，这些淋巴结可能会融合成团，甚至侵犯皮肤或周围组织。肿大的淋巴结堵塞淋巴管会导致淋巴水肿，患者表现为患侧手臂的肿胀。被淋巴结压迫的血管会导致静脉回流障碍，患者表现为患侧手臂水肿并出现青紫色。极度肿大的淋巴结甚至可能侵犯或压迫神经，引起患侧肢体酸痛。此外，锁骨上淋巴结是乳腺癌淋巴结转移的第三站，患者表现为锁骨上出现肿块。一旦发生锁骨上的淋巴结转移，肿瘤细胞可能通过淋巴和血管之间的通道进行血行转移和远处转移。

4. 转移相关症状　少数患者也可能在首次诊断时就发现血行转移或远处转移。乳腺癌最易发生转移的器官为骨、肺、肝等。骨转移可引起患者出现肢体疼痛、行动障碍，甚至可能出现骨折。肺转移可引起患者出现刺激性咳嗽、痰中带血、胸腔积液。肝转移可引起患者出现上腹痛、肝大、黄疸。乳腺癌脑转移较少见，但预后较差，患者会出现头晕、头痛，以及喷射样的呕吐。

一些乳腺癌的类型较为特殊，如炎性乳癌和乳头湿疹样乳癌。炎性乳癌比一般的乳腺癌进展更快，这类乳腺癌患者的乳房呈现局部炎性改变，包括皮肤发红、皮肤水肿及皮肤温度升高，预后往往更差。乳头湿疹样乳癌的进展较慢，恶性程度偏低，患者主要表现为乳头、乳晕的皮肤粗糙、糜烂，状如湿疹，进一步发展可形成溃疡、鳞屑样痂皮，并有可能发展为乳晕区的肿块。发展为肿块型的湿疹样乳癌需按照乳腺癌的诊治流程进行。

此外，还有一些乳腺癌患者可能出现其他临床症状，如轻微的乳房疼痛或乳头溢液，特别是在出现流血性分泌物时应尽快就诊，做进一步检查，以评估是否为乳腺癌。需要注意的是，相当多的乳腺癌患者并无任何症状，通常是通过临床筛查发现的，因此建议所有适龄女性积极参与乳腺癌筛查。

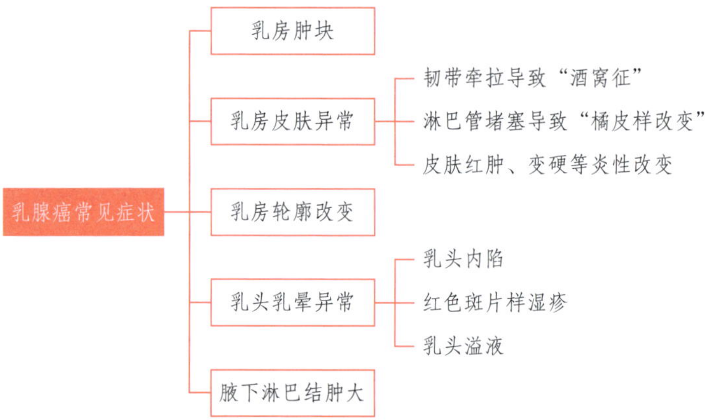

乳腺癌的常见症状

如何进行乳腺癌筛查

及早发现乳房异常至关重要。建议成年女性每月进行 1 次乳房自我检查。由于经期可引起乳腺组织的生理性增生，建议将自我检查安排在月经结束后的第 7～14 天。在进行自我检查时，应该脱去上衣，站在镜子前双手置于身侧观察乳房是否对称，是否有乳头流液、皮肤糜烂、乳头凹陷等异常，再将双手举起观察乳房外形。保持站立位抬起左手臂，用右手检查左侧乳房是否有肿块。检查方法是将示指（食指）、中指和环指（无名指）并拢，轻轻触摸乳房并以画圆圈的方式检查是否能触及肿块，特别要注意外上象限，同时避免遗漏其他区域。用右手捏左乳乳头，观察是否有异常液体流出。检查完左侧乳房后，按照同样的方法对称地检查右侧乳房。同样的步骤可平卧位再次检查。一旦发现异常，建议尽早就医。

尽管有很多乳腺癌是由患者自行就诊检查发现的，但也有相当多的乳腺癌患者是通过大规模筛查确诊的。国内外许多研究均表明，在人群中进行常规筛查可以及早发现隐匿性的乳腺癌，进而实现早诊断、早治疗。在欧美国家，得益于大规模的社会面筛查，女性早期乳腺癌的诊断率极高。在我国，由于既往筛查人群参与率偏低，通过筛查确诊乳腺癌的比例尚不足 5%，极大影响了患者的治疗和预后。因此，大力普及乳腺癌的筛查，努力提升筛查的参与率、检出率迫在眉睫，我们鼓励所有适龄女性积极参与乳腺癌筛查。

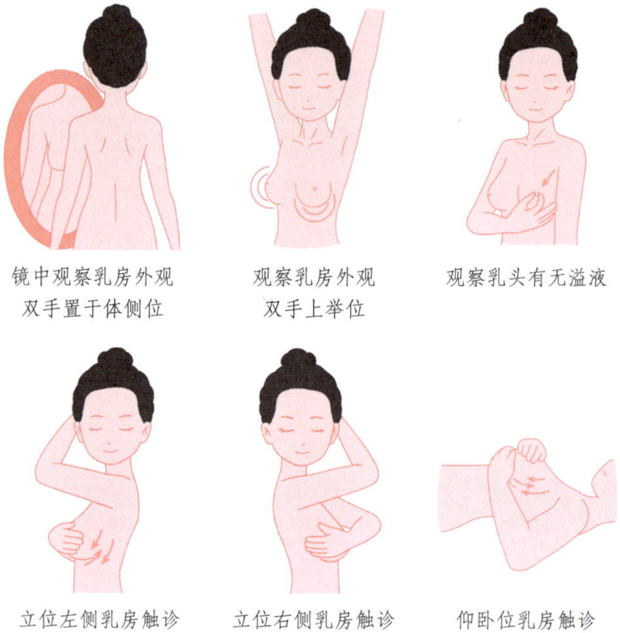

乳腺的自我检查

乳腺癌的筛查手段包括乳腺查体、乳腺超声、乳腺 X 射线摄影及乳腺磁共振成像检查。由于可及性更好，前三者在我国更为普遍应用。乳腺磁共振成像检查时间长、费用高，在某些人群中存在禁忌（如植入心脏起搏器、人工耳蜗、铁磁性骨科植入物等患者），因此一般不作为首选筛查手段。目前，国内外临床指南推荐的筛查手段是单独行乳腺 X 射线摄影或乳腺 X 射线摄影结合乳腺超声进行联合筛查。当然，由于条件限制无法进行乳腺X射线摄影的这部分人群，仅进行乳腺超声检查仍然可以获益，可以考虑将超声视为筛查手段。

乳腺X射线摄影利用X线穿透乳腺组织，通过感光、显影和成像来帮助诊断。乳腺X射线摄影可以发现乳腺组织中的肿块或结节性病变，尤其对于伴有钙化的病灶，其敏感性更高。如果乳腺组织中存在细小的簇状钙化，就需要高度怀疑乳腺癌的可能，建议行进一步检查以明确诊断。然而，中国女性的乳腺腺体往往更为致密，这可能导致乳腺X射线摄影出现假阴性的情况，即检查结果显示为阴性，但实际上病灶已经存在而未被检出（存在阳性）。因此，即使筛查结果显示为阴性，仍不能掉以轻心，可以考虑结合乳腺超声检查进行筛查，两种筛查手段相互补充以尽量减少假阴性结果。

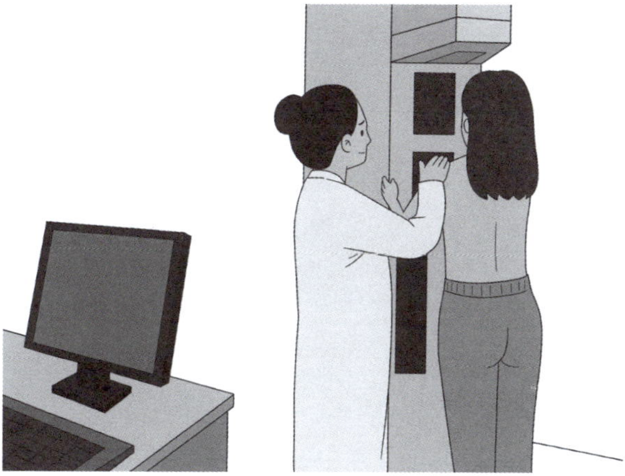

乳腺X射线摄影

乳腺超声检查是对检查部位发射超声波，分析不同组织对超声波的穿透、回声信号的差异，从而形成该部位的实时图像的一种检查方法。相比 X 射线检查，超声检查的优势在于无辐射、价格低且可以实时显像。随着近年来影像学检查技术的进步，可以通过超声评估肿块血流，通过超声弹性成像评估病灶形变能力，这些技术均可以提高对良恶性肿瘤的鉴别能力，提高恶性病变的检出率。但是，由于超声检查的分辨率低于 X 射线检查，对于细微钙化灶的检出率偏低，且检查的实施与判读高度依赖于医师水平，因此超声检查与 X 射线检查相互参考是更为合适的筛查手段。

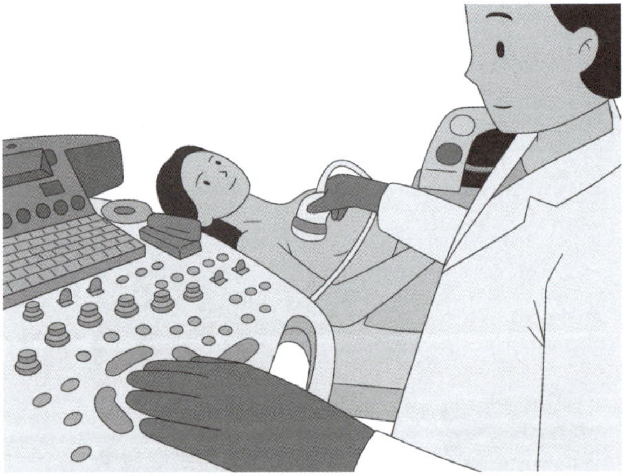

乳腺超声

由于乳腺癌在青少年女性中的发病率较低，因此通常不建议对 40 岁以下的女性进行常规筛查。同样，对于 75 岁以上的女性，乳腺癌筛查的益处也较少，因此也不推荐进行常规筛查。对于 40 ~ 75 岁的女性，建议每两年进行一次筛查。如果 X 线或超声筛查结果出现异常，建议尽快就诊于专科医院，进行进一步的评估和诊治。不同医院可能使用不同的名称来称呼相应的专科，如普通外科、甲乳外科、乳腺外科等。建议咨询医院的导医处，以便尽快选择适合的专科，并避免延误进一步的诊治根据乳腺癌患病风险，影像学筛查建议，见下表。

乳腺癌筛查推荐

项目		一般风险人群	高危风险人群
筛查开始年龄		≥ 40 岁	< 40 岁
检查类型	乳腺 X 射线摄影	每 1 ~ 2 年 1 次	每年 1 次
	乳腺超声检查	乳腺 X 射线摄影筛查阴性的致密型乳腺女性推荐补充进行乳腺超声检查	每年 1 次
	乳腺磁共振成像检查（MRI）	不推荐	必要时，如 *BRCA1/2* 突变携带者可考虑检查

注：推荐乳腺癌高风险人群进行乳腺 X 射线摄影检查联合乳腺超声检查。

什么是乳腺癌高风险人群呢？有明显的乳腺癌家族遗传倾向，如 *BRCA1/2* 突变的患者、有乳腺导管或小叶不典型增生或小叶原位癌的患者、30 岁前接受过胸部放疗。此外，需根据评估对象的年龄、种族、初潮年龄、初产年龄、个人乳腺疾病史和乳腺活检次数等多个风险因素进行综合评估。对于乳腺癌高危人群的筛查较一般人群需要开始得更早、检查更频繁，甚至会推荐采用磁共振成像这样高度敏感的检查方法。

如何对乳腺癌进行精确诊断

乳腺癌的影像学检查不仅是乳腺癌筛查的工具，对于乳腺癌的诊断也有着重要的指导作用。影像学检查既可以初步明确病变的范围，还可以为后续取得病理样本提供协助（如超声引导下穿刺活检）。除了前文所述 X 射线摄影、超声和磁共振成像 3 种常用于乳腺的影像学检查，常规的胸部 CT 检查可清晰显示腋窝和胸壁是否有累及病变，帮助医生判断疾病分期。此外，医生往往还会安排腹部 CT、头颅磁共振成像和骨扫描检查，用于判断乳腺癌是否有远处转移，可为后续的肿瘤治疗提供全身状态依据。

影像学检查不能作为判断肿块性质的“金标准”，明确的乳腺癌诊断离不开病理检查。常用的乳腺肿块明确病理性质的手段有以下 3 种。

1. 穿刺活检 穿刺活检一般在超声引导下进行，创伤性小。常规的粗针穿刺可以获取较多的病灶组织，用于病理常规检查以及明确分子分型的分子病理检查。对于淋巴结可疑转移的患者，也可行淋巴结穿刺，用于明确该患者淋巴结的状态。

2. 手术中病理 医生会在手术中将组织送到病理科进行病理检查，这种检查称之为快速病理。病理科医生收到组织后会立即处理检查，以尽快明确肿块性质、切缘和淋巴结是否转移。以上信息反馈给医生后，医生会在术中决定最终手术方案。但是由于快速病理的时效性，其结果与最终的病理结果可能存在一些偏差。在手术后，病理科医生会对肿瘤组织的所有病理信息进行统一分析，给出最后的“大病理”结果。

3. 脱落细胞学检查 对于一些有乳头溢液、胸腔积液或者腹腔积液的患者，临床医生可收集液体，送至病理科对其中的细胞明确性质。如果明确查到肿瘤细胞可以帮助诊断，但是往往细胞学的检查会存在假阳性的可能。

在获得影像学检查和病理检查结果后，医生可以对患者乳腺肿块的性质和严重程度进行分析，得出诊断结果并给出病情分期，以指导后续的治疗工作。

影像报告中的 BI-RADS 分级是什么

BI-RADS 的全称为 breast imaging reporting and data system，是美国放射学会的乳腺影像报告和数据系统。目前，BI-RADS

分级标准被广泛地应用于临床的各种乳腺影像学检查中，如乳腺X射线摄影、彩色多普勒超声（简称彩超）、磁共振成像检查等，是用来评价乳腺病变良恶性程度的一种分类评估法。对于这些影像学检查，美国放射学会提供了7种BI-RADS评估类别。

BI-RADS 0级：指评估不完全，需要召回患者重新进行。

BI-RADS 1级：属于正常乳腺。

BI-RADS 2级：属于良性病变。

BI-RADS 3级：可能是良性病变，恶性率一般低于2%。

BI-RADS 4级：可疑是恶性病变，建议活检，此级别可进一步分为4a、4b、4c三类，恶性可能性范围较大，为2%～95%，级别越高恶性可能性越大。

BI-RADS 5级：高度怀疑恶性，恶性可能性不低于95%，应采取积极的诊断及处理。

BI-RADS 6级：已经通过活检证实为恶性，但还未进行治疗的病变，应积极制定治疗方案。

在阅读影像报告的时候除了BI-RADS分级，我们还要关注以下几个问题。首先肿块大小与患者病情的严重程度密切相关。一般而言，同等条件下大肿块比小肿块患者病情更重，而且治疗难度也更大。其次，腋窝淋巴结有无肿大是乳腺癌淋巴结分期的重要依据。如果腋窝淋巴结有明显肿大，而且如果存在淋巴门结构消失、血流信号异常等描述，则更支持乳腺病灶是恶性的可能。此外，动态观察病灶是否有所增大也很重要。如果乳腺肿块进行性增大也需要引起大家的注意。

如何解读病理报告

病理诊断是乳腺癌确诊的“金标准”。乳腺癌的诊断和治疗都依赖于病理报告。一份完整的乳腺癌病理报告可以告知我们乳腺癌的类型、恶性程度、肿瘤分期和分子分型，这些信息对于预后判断及后续治疗选择都非常重要。病理报告往往分为以下三大部分。

（1）标本所见：指手术取下的组织标本送到病理科的直观表现。

（2）光镜所见：指显微镜下看到的组织情况，经过包埋、切片、染色等处理后样本在显微镜下的表现。

（3）病理诊断：是病理科医生通过对上述两部分的内容进行分析后做出的检查结论。

在病理报告中，有三大部分需要重点关注。

（1）病理报告会给出诊断，病理医生会明确指出是否患乳腺癌，以及类型是“乳腺原位癌”还是“乳腺浸润性癌”。原位癌指局限在上皮基底膜以内的癌，病变相对局限，属于非常早期的肿瘤，几乎不会发生淋巴结转移或者远处转移。浸润性乳腺癌指肿瘤已经突破基底膜并侵犯至乳腺间质，这种肿瘤有可能已经发生淋巴结转移和远处器官转移，也就是患者通常面对的乳腺癌。浸润性乳腺癌存在多个病理类型，大体分为特殊类型癌和非特殊类型癌，不同类型的浸润性乳腺癌的预后及治疗均有所不同。非特殊类型癌指常见的导管癌。此外，小叶癌也是浸润性乳腺癌的常见类型。特殊类型乳腺癌包括小管癌、腺样囊性癌、筛状癌、黏液腺癌、大汗腺样癌、鳞状细胞癌、髓样癌、浸润性微乳头状癌及梭形细胞化生癌等。大多数特殊类型癌患者预后更好。

（2）乳腺癌的分级与分期是提示肿瘤活跃程度非常重要的指标。目前，临床中使用的是诺丁汉评分系统，该系统综合浸润性癌中腺管形成的程度、细胞核的多形性和核分裂计数 3 个部分，对上述 3 项分别赋分后取和进行分级。Ⅱ ~ Ⅲ级是相对中 - 低分化，恶性程度高，肿瘤较活跃；Ⅰ级属于高分化，恶性程度较低。

乳腺癌的分期就是对肿瘤侵犯范围进行科学评估，临床上使用美国癌症联合委员会（American Joint Committee on Cancer，AJCC）的 TNM 分期系统作为判断标准，这也是预测肿瘤预后的重要依据。根据 TNM 分期，也可以更准确地为患者制订肿瘤的治疗方案。

（3）乳腺癌免疫组化结果免疫组化是肿瘤病理诊断的一次技术飞跃，它将形态学和抗原抗体反应的特异性与免疫标记技术的敏感性相结合，在原位显示肿瘤所含的抗原成分，用于肿瘤诊断和鉴别诊断、病因和病变机制的研究。在乳腺癌病理报告中，最需关注的是以下 4 个指标：雌激素受体（estrogen receptor，ER）、孕激素受体（progesterone receptor，PR）、人表皮生长因子受体 2（HER2）及增殖指数（Ki67）。这 4 个指标是乳腺癌分子分型的基础，影响着乳腺癌的生物学表现及治疗方案。

除此之外，还有一些信息比较重要。首先是切缘。手术切缘是手术有没有切干净的主要指征。对于浸润性乳腺癌来讲，切缘干净的标准是“墨染阴性”。对于导管原位癌，目前认为手术切缘在 2mm 以上为安全距离。脉管与神经侵犯也是肿瘤侵袭性的重要指标。一般而言，没有脉管和神经侵犯的肿瘤患者预后较好。

对于新辅助治疗后行根治手术的患者，病理报告中还会出现关于肿瘤组织对于治疗反应的描述。新辅助治疗疗效的病理评估依赖 Miller-Payne 分级（MP 分级）系统，这是一种五级分类系统，通过手术前后标本配对检查，对新辅助治疗后肿瘤细胞减少的比例进行分级，包括以下 5 个级别。

1 级：肿瘤细胞数量总体上无减少。

2 级：肿瘤细胞减少不超过 30%。

3 级：肿瘤细胞减少 30% ~ 90%。

4 级：肿瘤细胞明显减少并超过 90%。

5 级：肿瘤瘤床部位全切片内未见浸润性癌成分，但可存在导管原位癌。

由此可见，MP 分级越高，新辅助治疗的疗效越好，提示有重度治疗反应。当然，不同肿瘤中心对于新辅助疗效评估有不同的判断标准，残余肿瘤负荷（residual cancer burden，RCB）标准也是常用的新辅助治疗病理评估标准之一。

乳腺癌的 AJCC 分期是如何判断的

“肿瘤是早期还是晚期？”是每一位患友都十分关心的问题。临床医学发展到今天，公认的科学的分期系统还是 AJCC 癌症分期系统。这个分期系统是以解剖学 T、N、M 为基础的分期体系，每 6～8 年更新 1 次，是目前世界范围恶性肿瘤临床诊治及研究的重要参考。这个分期系统是根据患者病情随访数据确定的，不同分期的依据就是患者总生存期的不同。一般而言，分期越早的患者总生存期越长。TNM 分期法首先将癌种的临床情况分为 3 个方面：①原发肿瘤，取英文 tumor 的首字母“T”，表示肿瘤大小及侵犯范围；②淋巴结转移，取英文 node 的首字母“N”，表示淋巴结转移状况；③远处转移，取英文 metastasis 的首字母“M”，表示远处转移情况。

乳腺癌的 TNM 分期还有临床分期和病理分期之分。临床分期主要通过查体及影像学检查进行判断，病理分期则是通过手术标本进行精确的病理评估，此处主要讲述的是病理分期。

1. 原发病灶（T） 通过肿瘤大小、浸润深度、侵犯胸壁或皮肤进行评估。乳腺内病灶的 T 分期如下。

（1）Tis：指原位癌。

（2）T1：肿瘤最大径≤ 20mm，具体来讲还可以分为更细的

T1a（1mm ＜肿瘤最大径≤ 5mm）、T1b（5mm ＜肿瘤最大径≤ 10mm）、T1c（10mm ＜肿瘤最大径≤ 20mm）。

（3）T2：20mm ＜肿瘤最大径≤ 50mm。

（4）T3：肿瘤最大径＞ 50mm。

（5）T4：肿瘤侵及胸壁或侵犯皮肤（溃疡或卫星结节形成）。

2. 区域淋巴结转移情况（N） 对于没有进行淋巴结清扫的患者而言，N 主要通过腋窝淋巴结触诊及影像学检查来评估。如果患者进行了腋窝淋巴结清扫，清扫数量需在 10 枚以上才更准确。在病理报告中用“x/y 枚”显示淋巴结转移的情况，其中 y 表示手术中清扫了几枚淋巴结，x 表示有几枚淋巴结发生了转移。淋巴结转移数量越多，预后也就越差。

没有淋巴结转移或者淋巴结内只有孤立的肿瘤细胞簇（ITCs）评为 N0；其中区域淋巴结中仅可见孤立肿瘤细胞簇记为 N0（i ＋）。如果淋巴结内出现的肿瘤细胞最大径＞ 0.2mm 或＞ 200 个细胞，均计入阳性转移的淋巴结，再根据淋巴结转移个数分为 N1 ~ N3：

（1）N1：1 ~ 3 枚淋巴结转移

（2）N2：4 ~ 9 枚患侧腋窝淋巴结转移

（3）N3：≥ 10 枚患侧腋窝淋巴结转移

值得指出的是，若出现单纯乳腺内侧淋巴结转移而无腋窝淋巴结转移的评为 N2；若出现锁骨上下区淋巴结转移的评为 N3；若出现患侧乳腺内侧淋巴结及腋窝淋巴结均有转移也评为 N3。

3. 有无远处转移（M） 如果有远处转移评估为 M1，无远处转移评估为 M0。TNM 评估完后，就可以进行综合分期了，具体如下。

美国癌症联合委员会（AJCC）第八版乳腺癌 TNM 分期

分期	T	N	M
0 期	Tis	N0	M0
ⅠA 期	T1	N0	M0
ⅠB 期	T0	N1mi	M0
	T1	N1mi	M0
ⅡA 期	T0	N1	M0
	T1	N1	M0
	T2	N0	M0
ⅡB 期	T2	N1	M0
	T3	N0	M0
ⅢA 期	T0	N2	M0
	T1	N2	M0
	T2	N2	M0
	T3	N1	M0
	T3	N2	M0
ⅢB 期	T4	N0	M0
	T4	N1	M0
	T4	N2	M0
ⅢC 期	任何 T	N3	M0
Ⅳ期	任何 T	任何 N	M1

一般而言，乳腺癌分为Ⅰ、Ⅱ、Ⅲ、Ⅳ期，分期越高，病情越重，复发转移风险越高，预后越差。结合影像学与病理学检查确定的乳腺癌分期，是评估复发风险最重要的依据，也是制订治疗方案的基础。每个患者的分期均需要专业的医生在充分肿瘤评估的基础上得出。以上信息仅供参考，根据个体的不同情况具体可以咨询主管医师。

乳腺癌的分子分型有哪些

乳腺癌的分子分型对于乳腺癌的预后判断及治疗选择都意义重大。尽管不同指南对分子分型有不同的定义，但基于 4 个蛋白分子的免疫组化并结合 HER2 分子检测的乳腺癌分子分型是目前指导乳腺癌治疗的重要参考指标。首先，让我们了解一下用于分型的 4 个指标。

（1）雌激素受体（estrogen receptor，ER）：能够促进肿瘤细胞生长，其阳性表达提示肿瘤细胞对于雌激素具有一定反应性，抑制雌激素的内分泌治疗能够抑制肿瘤生长。

（2）孕激素受体（progesterone receptor，PR）：其阳性表达提示内分泌治疗可能有效。

（3）人表皮生长因子受体 2（HER2）：其阳性表达提示肿瘤

生长活跃，预后不佳，但同时也表示抗 HER2 靶向治疗能够抑制肿瘤生长。在病理报告中，免疫组化指标 HER2 会出现 4 种表现形式，即 0、1 +、2 +、3 +。“HER2（3 +）”为阳性表达；当出现“HER2（2 +）”时，则提示需要进一步补充分子病理 HER2 的荧光原位杂交（fluorescence in situ hybridization，FISH）检测，若为扩增为阳性，否则为阴性；“1 +”和“0”为HER2阴性表达。

（4）Ki67：肿瘤细胞增殖指数，表达越高代表肿瘤细胞越活跃，复发转移风险就越高。

分子分型最先根据 ER、PR、HER2 和 Ki67 的表达将乳腺癌分为 4 种亚型：Luminal A、Luminal B、三阴型和 HER2 阳性型。其中，在 Luminal B 亚型中根据 HER2 基因是否扩增又分为 Luminal B（HER2 阴性）亚型和 Luminal B（HER2 阳性）亚型。目前，大多数浸润性乳腺癌的分子分型都是基于 ER、PR、HER2 和 Ki67 4 个指标进行的。这里我们介绍一下中国临床肿瘤学会（Chinese Society of Clinical Oncology，CSCO）指南推荐的分子分型，这版分型相对比较简洁明了。

乳腺癌 CSCO 分子分型

	HER2	ER	PR	Ki67
HER2 阳性（HR 阴性）	阳性	阴性	阴性	任何
HER2 阳性（HR 阳性）	阳性	阳性	任何	任何

续表

	HER2	ER	PR	Ki67
三阴型	阴性	阴性	阴性	任何
Luminal A 型	阴性	阳性	阳性且高表达	低表达
Luminal B 型（HER2 阴性）	阴性	阳性	低表达或阴性	高表达

注：HER2，人表皮生长因子受体 2；HR，hormone receptor 激素受体，包括 ER 雌激素受体和 PR 孕激素受体。

乳腺癌各分型简介

首先谈谈三阴型乳腺癌，这类乳腺癌的 ER、PR、HER2 3 个指标表达均为阴性。大多数三阴性乳腺癌组织较活跃，容易复发转移，治疗充分依赖化疗。近年来也有部分靶向药物获批用于治疗三阴性乳腺癌，如以帕博利珠单抗为代表的免疫检查点抑制剂应用于三阴性乳腺癌的新辅助治疗和晚期疾病的一线治疗，存在 g*BRCA* 突变患者可以使用 PARP 抑制剂等。

Luminal A 型，这类乳腺癌激素受体高表达，对内分泌治疗更敏感，而化疗敏感性一般，因而辅助治疗以内分泌治疗为主。

Luminal B 型在 St.Gallen 分型中分为两型，但是在 CSCO 分子分型中仅纳入了 HER2 阴性患者。其与 Luminal A 型的差别在于 Ki67 表达较高，PR 可低表达或不表达，提示肿瘤细胞的增殖能力较强。这一类型的乳腺癌对于内分泌治疗具有一定敏感性，同时也依赖于化疗控制肿瘤生长。

HER2 阳性且 HR 阳性称为三阳性乳腺癌，这类乳腺癌治疗药物较多，既可以结合抗 HER2 治疗、化疗，又可以考虑内分泌治疗。但是这一类乳腺癌由于驱动因素较多，多个信号通路相互交叉影响，因而不同患者间药物治疗的疗效差异也比较大。

HER2 阳性 HR 阴性这类乳腺癌对于抗 HER2 靶向治疗较敏感，药物治疗方面依赖靶向药物及化疗。该类型相对高发脑转移，在没有抗 HER2 靶向药物治疗的时代，预后极其差；有了抗 HER2 靶向药物后，曲妥珠单抗的靶向辅助治疗能将 HER2 阳性患者的复发风险降低到与 HER2 阴性患者相当，而帕妥珠单抗使高危人群尤其是腋窝淋巴结阳性的患者的复发风险进一步降低。

明确乳腺癌的分子分型非常重要，分子分型始终指导着药物治疗的开展。对于既往分子分型不明确的患者在面临治疗方案决策的时刻，往往会被要求进行再活检以明确 ER、PR、HER2 的状态。部分患者在诊治过程中也存在分子分型变化的可能，实时动态评估患者的分子分型具有较为重要的意义。

哪些基因检测推荐用于早期乳腺癌患者预后及化疗预测

近年来，基因检测技术的不断发展对于肿瘤的诊断和治疗具有重要意义。针对乳腺癌的基因检测主要可以分为两大类：一类是在经过遗传风险评估后，针对具有高度遗传性的患病个体进行遗传基因突变检测。这类检测通常使用外周血、口腔拭子、唾液等样本；另一类是针对手术切除的肿瘤组织进行的，通过评估多个基因的表达水平来预测激素受体阳性、HER2 阴性的早期术后乳腺癌患者的复发风险，从而判断这部分患者是否会从化疗中获益。本段内容主要讲解第二类基因检测方式。

对于肿瘤直径小于 5cm、激素受体阳性、HER2 阴性的早期术后乳腺癌患者，可考虑将 21 基因检测（OncotypeDx）作为淋巴结阴性患者是否化疗的预测指标：绝经前患者风险评分（Recurrence Score，RS）评分小于 16 分可以豁免化疗，绝经后患者 RS 评分小于 26 分可以豁免化疗，仅进行内分泌治疗。此外，美国国家综合癌症网络肿瘤学临床实践指南（National Comprehensive Cancer Network Clinical Practice Guidelines in Oncology，NCCN）推荐将 70 基因、50 基因、12 基因 3 个基因检测获得的预测评分用于淋巴结阴性或 1 ~ 3 枚淋巴结阳性激素受体阳性、HER2 阴性乳腺癌患者的复发风险评估，以及将乳腺癌指数（breast cancer index，BCI）用于淋巴结阴性、激素受体阳性、HER2 阴性乳腺癌患者的复发风险评估。然而，目前具有长期随访数据的中国人群的多基因检测相关研究仍然较少，国内缺乏相应的行业标准与共识，因此目前这类基因检测结果只能作为参考。

如前所述，乳腺癌的本质是肿瘤细胞发生一系列的基因突变。事实上，肿瘤细胞在代谢过程中会释放 DNA 进入循环系统中，也就是说，我们可以从外周血中检测到来自肿瘤细胞的突变

DNA，这样的检测方式被定义为“液态活检”（liquid biopsy）。早期乳腺癌经手术治疗后患者体内无可测量病灶，但是会存在无法通过影像学检查发现的“亚临床病灶”。液态活检通过检测血液中微量的肿瘤突变基因来帮助判断患者是否存在亚临床病灶。越来越多的临床研究提示，通过液态活检检测的肿瘤突变DNA阳性的早期肿瘤患者复发风险明显高于检测阴性的患者，这样的检测称为微小残留检测（micro-residual disease，MRD）。微小残留检测是具有理论依据的，并且已经获得初步循证医学证实。

在晚期肿瘤的治疗中，基因检测已成为指导治疗的重要工具，它能帮助医生找到可以作为治疗靶点的特定分子变化。目前医学指南明确建议，每位晚期癌症患者都应至少进行一次DNA突变检测。对于乳腺癌患者，已有充分的科学证据表明多种基因变化与治疗方案的选择密切相关：当检测发现*ESR1*基因突变时，表明患者对传统的芳香化酶抑制剂产生了耐药性，此时医生会建议改用选择性雌激素受体降解剂；如果检出*PIK3CA*基因突变，患者可能会从PI3K抑制剂、mTOR抑制剂治疗中获得更好的效果；当发现*BRCA1/2*基因突变时，PARP抑制剂可能会带来显著获益；而对于携带*NTRK*基因融合的患者，使用NTRK抑制剂可能会收到较好的治疗效果。值得注意的是，随着医学研究的不断深入，科学家们正在发现更多具有临床意义的基因突变，相应的靶向药物也在持续研发中，这将为未来的肿瘤治疗带来更多精准治疗的选择。

综上所述，不同阶段选择不同的基因检测对于乳腺癌的治疗具有一定提示价值，建议在专业医生的指导下选择合适的基因检测来指导治疗。

家族遗传性乳腺癌与 BRCA1/2 基因检测

1. 家族性乳腺癌与遗传性乳腺癌的区别 家族性乳腺癌指一个家族中有两名或以上血亲患乳腺癌，约占所有乳腺癌的15%。遗传性乳腺癌则特指由高危基因突变引起的乳腺癌，占所有乳腺癌的 5% ~ 10%。虽然大多数遗传性乳腺癌有家族史，但部分患者可能是家族中首次出现的“散发”病例。

2. *BRCA* 基因与乳腺癌风险 *BRCA1/2* 是最重要的乳腺癌易感基因。在中国乳腺癌患者中：① 5% ~ 6% 携带 BRCA1/2 基因突变；②家族性乳腺癌中突变率升至 18%；③三阴性乳腺癌中突变率约为 11%；④ 40 岁以下年轻患者（无家族史）中突变率约为 6%。

3. *BRCA* 基因突变与乳腺癌风险提升 携带 *BRCA1/2* 基因突变的女性，到 79 岁时患乳腺癌的风险达 36% ~ 38%，约是普通女性（3.6%）的 10 倍；到 80 岁时风险进一步升高到约为70%。男性携带者患乳腺癌的风险也显著高于普通男性。

4. 哪些人需要考虑基因检测 以下人群应考虑进行遗传咨

询和基因检测。

（1）有乳腺癌、卵巢癌、胰腺癌或前列腺癌家族史者。

（2）40 岁以下的年轻乳腺癌患者。

（3）三阴性乳腺癌患者。

（4）男性乳腺癌患者。

5. 基因检测对治疗的指导意义　携带 *BRCA1/2* 基因突变的患者可能从特定治疗中获益。

（1）PARP 抑制剂（如奥拉帕利、他拉唑帕利）对 *BRCA* 突变的 HER2 阴性转移性乳腺癌患者的治疗特别有效。

（2）铂类化疗药物对 *BRCA* 突变的三阴性乳腺癌患者的治疗效果更好。

6. 家人如何管理遗传风险　如果您被检出携带 *BRCA1/2* 基因突变，以下情况需要了解。

（1）您的子女有 50% 的概率继承这一基因突变。

（2）建议您的成年直系亲属进行基因检测。

（3）携带突变基因的健康家庭成员需进行强化筛查，必要时应考虑采取预防性措施。

第三章

早期乳腺癌的治疗

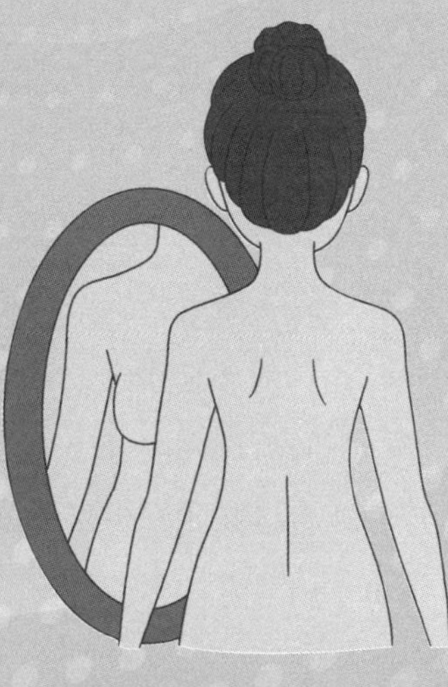

早期乳腺癌指肿瘤局限于乳腺或邻近淋巴结；未广泛转移，能够通过以手术为主的治疗达到治愈，临床分期为Ⅰ～Ⅱ期。换句话说，除了出现远处转移的晚期乳腺癌，其他患者都可以被归类为早期乳腺癌。能否通过手术进行根治为主的治疗是乳腺癌是否是早期的根本评判标准。

早期乳腺癌的治疗以追求治愈为目标，手术切除是最基本也是最关键的治疗手段。然而，由于肿瘤具有侵袭性生长和促进血管生成的特性，即使是很小的肿瘤也可能复发和转移。这就像一支潜伏的“敌军”，即使主力被清除，仍可能有一些“小分队”通过血液循环悄然潜入身体的其他部位。这些游离的单个肿瘤细胞或细胞团，医学上称为“亚临床病灶”，它们可能在合适的环境中“安营扎寨”，最终发展成复发或转移病灶。乳腺癌的复发主要表现为局部复发和区域复发两种形式，其中区域复发是指在淋巴引流区域（包括腋窝、锁骨上下区和内乳区）出现的转移。如果肿瘤转移超出这些区域的淋巴结，就被认定为远处转移，即进展为Ⅳ期。更常见的远处转移是通过血液系统扩散到肺、肝、骨和脑等器官。早在20世纪80年代，医学界就对乳腺癌是一种全身性疾病达成共识。基于此，在手术治疗趋向“精准微创”的同时，针对不同分子分型的辅助治疗（包括化学治疗、放射治疗、靶向治疗和内分泌治疗）却在不断强化和优化。这种辅助治疗的核心目标就是为了控制那些肉眼看不见的亚临床病灶，从而预防疾病复发转移，最终达到治愈的目的。

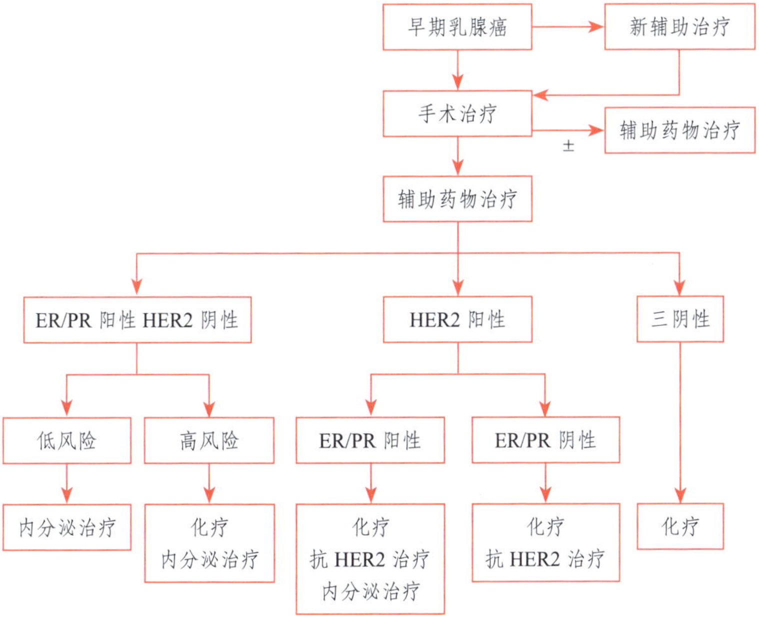

乳腺癌诊疗模式

对于局部晚期乳腺癌患者，肿瘤虽然仅局限在乳房和区域淋巴结却无法直接完整切除，医生通常会采用新辅助治疗策略。新辅助治疗指在手术前先通过药物等方法来控制和缩小肿瘤，使其达到更适合手术的状态。目前，乳腺癌的新辅助治疗以药物治疗为主，包括术前化疗、抗 HER-2 靶向治疗和内分泌治疗等成熟方案，同时放疗和免疫治疗等新型治疗方法也在不断探索中。临床实践表明，除特别早期的乳腺癌患者外，大多数乳腺癌患者都可以考虑接受新辅助治疗，这一治疗方法不仅能降低手术难度，还能帮助医生评估肿瘤对药物的敏感程度。

在早期乳腺癌的治疗中，虽然有明确的诊疗指南规范治疗流程，使得大多数患者的治疗方案相对统一，但如何确保治疗效果、提升患者生存质量，以及将乳腺癌作为一种慢性病进行长期健康管理，才是治疗中最关键的内容。这个治疗过程需要患者的全程配合和家属的积极支持，而患者对疾病和治疗的深入了解，也能帮助其更好地理解和执行医生制定的治疗方案。

早期乳腺癌的核心治疗——手术

1. 如何选择乳腺癌的手术方式　乳腺癌的手术治疗可追溯到公元前，当时即有乳腺局部手术的开展。然而一直到 19 世纪前，人们都认为乳腺癌为局部病变，治疗仅着重于把病灶切除。由于条件限制，那时候并没有良好的麻醉、止血及抗感染药物，手术方式残酷且不规范，死亡率极高，短期复发率在 90% 以上。随着解剖学与病理学的发展，19 世纪中期，美国医生 William Steward Halsted 提出了乳腺癌根治术，开创了乳腺癌外科手术史的新纪元。乳腺癌根治术的切除范围包括整个乳腺及相当范围的皮肤和周围组织、胸小肌、胸大肌和腋窝淋巴结。乳腺癌根治术显著降低了乳腺癌局部复发率，并提高了患者长期生存率。乳腺癌根治术的提出与实施能够给早期乳腺癌带来 50% 左右的治愈率。

由于乳腺癌根治术带来了治愈率的提高，有医学家考虑切除更大的范围能否带来进一步复发率的降低以及生存期的延长。20世纪40年代左右，多项关于乳腺癌扩大根治术的研究评估就进一步扩大切除范围能否提高治愈率这个问题进行了实践。然而事实上，扩大根治术不仅未提高疗效，反而导致术后并发症增多，增加了死亡率。

20世纪五六十年代，Fisher教授提出乳腺癌是一种全身性疾病，即使在早期，肿瘤细胞也可以经过血液循环发生转移这一理论。根据这一理论，乳腺癌的全身治疗地位有所提高；同一时期内分泌治疗与化疗药物也在不断发展，人们对于乳腺癌手术切除范围有了新的考量依据。减少胸肌切除的乳腺癌改良根治术应运而生，经临床研究显示，乳腺癌改良根治术和乳腺癌根治术疗效相当，但在患者形体效果和上肢功能上，改良根治术明显优于根治术，因此乳腺癌改良根治术迅速成为主要的手术术式。

20世纪70年代，有专家开始进行部分乳腺切除（即保乳手术）的探索。经过六项独立的前瞻性临床试验研究证实，早期乳腺癌保乳手术联合放射治疗的局部复发风险与改良根治术相当，且患者总生存期也得到了保证。由此，乳腺癌手术方式发展经历了“由小到大，再由大变小”的发展过程。目前在西方发达国家，乳腺癌保乳手术已成为主流术式，保乳率在60%～70%，我国的保乳率也在逐年升高。

在乳腺癌的手术治疗中，除了切除乳腺肿瘤病灶外，对区域淋巴结的处理也至关重要。传统上，对于确诊有腋窝淋巴结转移的患者，标准做法是进行腋窝淋巴结清扫手术。但研究发现，有相当多的乳腺癌患者并没有出现腋窝淋巴结转移，对这些患者进行全面的腋窝淋巴结清扫不仅无法改善生存，反而可能带来患侧上肢淋巴水肿、神经血管损伤等并发症。基于乳腺癌淋巴转移具有“逐站转移”的特点，医学界发展出了前哨淋巴结活检术这一精准手术方案。前哨淋巴结是指肿瘤区域淋巴引流的“第一站”，就像“哨兵”一样，如果这个“哨兵”没有发现肿瘤细胞，那么其他淋巴结转移的可能性就很低。具体操作时，医生会使用特殊的示踪剂定位并切取前哨淋巴结，通过术中快速病理检查来判断是否存在转移，从而决定是否需要进行更大范围的腋窝淋巴结清扫。这种方法让医生能够更精准地为患者制定手术方案，既确保治疗效果又最大限度地避免了不必要的手术创伤。因此，通过术前充分的影像学评估，结合术中前哨淋巴结的快速病理检查，能够为乳腺癌手术治疗提供更加精准的指导。

那么，如何选择手术方式？在目前充分有效的药物治疗基础上，随着放射治疗技术的不断提高，精准治疗缩小手术范围是乳腺癌手术治疗的主流发展方向。然而，究竟如何选择，不仅要考虑肿瘤侵犯的范围，也要考虑患者的身体状况及个人意愿等多方面因素。

2. 如何进行乳房重建手术 随着乳腺癌综合治疗的发展，以及患者生存期的延长及治愈率的提高，手术对患者身体外形、生活质量的影响受到越来越多的关注。乳房重建手术为乳腺癌患者手术后重塑了外形，提升了生活质量，帮助患者恢复社会心理健康。乳房重建分为植入物乳房重建和自体组织乳房重建。

植入物乳房重建是指采用假体植入的方法，是目前乳房全切除术后乳房重建的主要方式，占所有乳房重建的 60% ~ 85%。植入物乳房重建分为一步法重建和扩张器 - 假体置换二步法重建。根据乳房重建的时机，又可分为即刻重建和延期重建。一般情况下，预防性切除或偏早期乳腺癌患者会选择即刻乳房重建，它与乳房切除术同时进行，无须二次手术，恢复快，更美观。针对需要辅助放疗的偏晚期或出现癌症转移的患者则会选择延期乳房重建，它通常在手术及后续治疗完成后进行，并发症风险较低，更加安全。

自体组织乳房重建术是另一种常用的乳房重建手术。自体组织乳房重建包括自体皮瓣组织乳房重建以及自体脂肪移植术。自体脂肪移植术因外形改善好、取材方便、供区损伤小等优点成为自体乳房重建优选方案之一。乳房重建手术能够改善外形而不影响生存期与生存质量。如果有乳房重建意向的患者最好在乳腺肿瘤手术前就和手术医生充分沟通，尽早商议以设计最合理的手术治疗方案。

如何进行术前新辅助治疗

术前新辅助治疗是指患者在手术前接受的抗肿瘤治疗，包括化疗、靶向治疗、内分泌治疗、免疫治疗及放疗等。乳腺癌是最早应用新辅助治疗的疾病，其效果也是最为肯定的。新辅助治疗可以为一部分不能手术的患者争取到手术的机会，也可以让部分不能保乳的患者有机会进行保乳手术。此外，新辅助治疗还能够提供肿瘤对药物治疗的敏感性信息。对于新辅助治疗效果不佳的患者，还可以根据目前的循证医学证据进行强化治疗。然而，需要注意的是，小部分患者可能会由于进行新辅助治疗而推迟手术，这可能会促进病灶进展从而失去手术机会。但是，在治疗过程中，医生会进行密切的监测，如果发现肿瘤对治疗反应不佳，会及时调整治疗策略。

医生需对患者病情充分评估后再决定是否进行新辅助治疗。一般而言，对于炎性乳腺癌、因肿瘤侵犯皮肤或胸壁而预计切除较困难或者肿大淋巴结融合、锁骨上淋巴结转移以及内乳区淋巴结转移这些局部分期较晚的情况，推荐先进行新辅助治疗来降低临床分期以争取到手术机会。对于淋巴结阳性或者肿块较大，希望降期以增加保乳成功率的患者也可推荐行新辅助治疗。此外，分子分型对于是否进行新辅助治疗也有一定参考价值。通常而言，对于三阴性或 HER2 阳性患者，如果肿瘤大于 2cm 或伴有淋巴结转移，可以考虑进行新辅助治疗。

乳腺癌新辅助治疗方案的选择也是根据分子分型确定的。为取得更好的手术效果，乳腺癌新辅助治疗要求按时、足量进行。在新辅助治疗过程中需严密监测患者病灶变化，通常每两周期就需要进行疗效评价。在患者治疗过程中，如果肿瘤进行性缩小，提示新辅助治疗有效，建议完成 6 ~ 8 个周期新辅助治疗后再进行手术。如果患者治疗过程中肿瘤体积不再继续缩小甚至有所增大，这提示患者对于当前新辅助治疗不敏感，需重新经过多学科讨论决定该患者的下一步治疗方案。这种情况下会根据患者病情选择手术或者更换新辅助治疗的方案。

初始药物治疗通常对乳腺癌有效。在新辅助治疗中，病理评估是最重要的判断方法。病理医生会比较新辅助治疗前后的肿瘤组织切片，根据肿瘤的消退情况来确定病理缓解情况。最理想的新辅助治疗效果是患者达到病理完全缓解（pathological complete response，pCR），即在显微镜下观察手术切除的组织标本时，未能发现任何肿瘤组织细胞。多项研究证实，无论何种分子分型，达到 pCR 的患者的生存期明显优于仍有病灶残留的患者。近年来，针对接受新辅助治疗而未达到 pCR 的患者，研究者进行了一些与分子分型相关的强化治疗研究。具有循证医学证据的强化治疗包括：对于 HER2 阳性乳腺癌，如果新辅助治疗未达到 pCR，可以选择恩美曲妥珠单抗进行强化治疗；对于三阴性乳腺癌，如果经过蒽环联合紫杉类化疗后未达到 pCR，可以选择服用卡培他滨进行强化治疗。当然，目前还有许多研究正在进行中或规划中，期待未来会有更好的强化治疗策略来改善新辅助治疗未达到 pCR 的患者的预后。

如何进行术后辅助化疗

辅助化疗指手术后通过化疗的方法杀灭亚临床病灶，降低复发转移风险的办法。乳腺癌术后是否需进行辅助化疗来降低复发转移风险取决于对病情的充分评估。需要纳入考虑的因素不仅包括病理分期，也包括肿瘤分级、分子分型、年龄、其他手术及病理因素。一般而言，患者复发转移风险越大，对于辅助化疗的需求及治疗强度就越大。

辅助化疗的开始时间需要根据 3 个关键因素来确定，即手术切口的愈合情况、患者的整体身体状况及病理检查结果。虽然研究表明，在手术后 21 天内或 21 天后开始化疗，对疾病复发风险和患者存活期并无显著影响，但我们通常会等待手术伤口基本愈合后再建议开始化疗，且最晚不应超过手术后 8 周。

在剂量方面，化疗效果与用药剂量密切相关，但需要注意的是，超过标准剂量并不会带来更好的治疗效果，反而可能增加不良反应的风险。标准的化疗方案通常以 21 天为一个治疗周期，但对于那些复发风险特别高的患者，医生可能会建议采用每两周1次的治疗方案。在患者身体状况允许的情况下，建议严格按照预定的时间和剂量进行治疗。

化疗药物往往产生明显的不良反应，整个治疗过程必须在经验丰富的肿瘤科医生指导下进行。医疗团队会在治疗过程中，仔细权衡治疗的利弊，确保治疗方案既适度又规范，最终目标是让患者获得最佳的治疗效果。

辅助化疗常用化疗药物有以下几类。

（1）蒽环类：阿霉素、表柔比星、脂质体阿霉素。

（2）紫杉烷类：紫杉醇、多西紫杉醇、紫杉醇脂质体。

（3）烷化剂：环磷酰胺。

（4）铂类：卡铂、顺铂。

（5）氟尿嘧啶类：卡培他滨。

早期乳腺癌术后患者在何种情况下需要考虑化疗呢？

这需要根据病理类型、分期、分级和分型对早期乳腺癌患者术后是否需要考虑化疗进行综合评估。一般来说，复发风险中高危的患者建议接受化疗，而复发风险低的患者则可以暂时不考虑化疗。目前认为，符合以下所有条件的患者属于复发风险低的范畴：组织学分级为Ⅰ级、雌激素受体/孕激素受体阳性、人表皮生长因子受体2阴性、Ki67低于20%、年龄大于35岁、肿瘤大小不超过2cm、未发现脉管癌栓。对于符合复发风险低的患者，可以不考虑化疗。由此可见，乳腺癌患者的复发风险与组织学分级、分子分型、年龄以及是否存在脉管癌栓等因素有关。有复发风险的患者具有一定的术后辅助化疗的指征。乳腺癌患者复发风险评估及术后辅助化疗的决策在乳腺癌诊疗团队中需要由外科、肿瘤科、放疗科及病理科医生等进行多学科评估讨论后决定。对于既不属于低风险又不属于高风险的部分患者可以进行多基因检测来评估复发风险，常用的检测指标包括 21 基因检测和 70 基因检测等。

针对不同分子分型与不同复发风险的乳腺癌，化疗方案的选择及剂量强度的确定也有所不同。例如对于三阴性乳腺癌患者而言，化疗往往会选择更密集，剂量强度更高的方案，而对于 HER2 阳性乳腺癌，应该选择什么样的化疗方案也会根据分期以及靶向药物使用情况确定。

如何进行术后辅助放疗

放射治疗（简称“放疗”）是利用放射线破坏肿瘤细胞的生长、繁殖，达到控制和消灭肿瘤细胞的作用。经过一个多世纪的发展，现今放疗在乳腺癌的治疗中起着非常重要的作用。作为手术的补充局部治疗手段，放疗可以大幅降低局部复发风险，提高患者生存率。目前保乳术后及淋巴结阳性患者放疗的模式被广泛地应用于临床中。

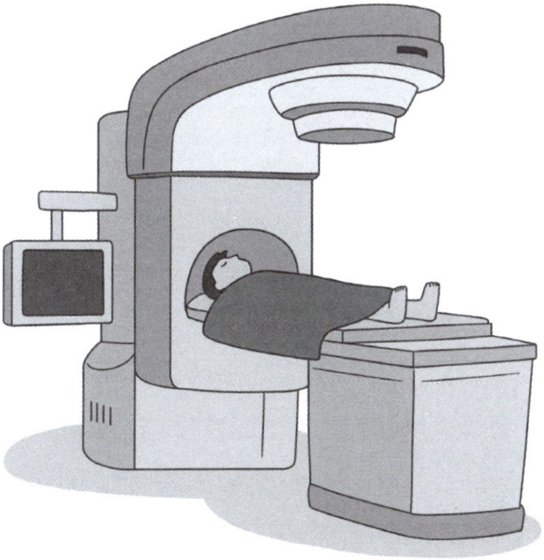

放射治疗

1. 哪些情况需要放疗 进行乳腺癌保乳术患者在术后几乎都有放疗指征，仅极少数高龄、内分泌治疗敏感的小肿瘤患者可不用放疗。保乳联合放疗能够将局部复发风险降至与乳腺全切相当，而且在生存期方面，保乳联合放疗较乳腺癌根治术更有优势。

进行乳房切除术后，出现以下 3 种情况，患者需进行辅助放疗。

（1）肿瘤特别大，最大直径达到 5cm 以上，或者肿瘤侵犯了皮肤和胸壁。

（2）存在淋巴结转移，尤其是达到 4 枚腋窝淋巴结转移的情况。或者内乳区或者锁骨上下区淋巴结存在临床转移的患者，即使经过积极新辅助治疗后这些淋巴结已经缩小也是需要进行辅助放疗的。

（3）切缘阳性，如果出现这种情况首先推荐再手术，如果无法通过手术切除达到安全切缘，那么放射治疗可以作为重要的局部补充治疗来降低复发风险。

2. 何时进行放疗 保乳术后无须化疗的患者，建议放疗在术后8周左右进行；术后接受辅助化疗的患者，建议放疗在化疗结束后4～6周进行。内分泌治疗与放射治疗可以同步进行或者序贯进行（一般先行放疗）。靶向治疗与放射治疗可以同步进行。由于个体差异，具体治疗也需要根据实际情况予以安排。

3. 参与放射治疗的专业人员有哪些 放射治疗专业团队由放疗医生、物理师、技术员这三类人员组成。医生是放疗过程中的核心人员，负责评估患者是否应该放疗，有无放疗禁忌症，应当使用何种技术完成放疗，此外还负责确定放疗靶区及剂量、核实放疗计划并确保准确实施。此外，对于放疗疗效的评估与不良反应的处理也是放疗医生需要完成的内容。物理师主要负责放疗计划的设计与剂量验证等工作，虽然物理师不会和患者见面却是团队中的枢纽人物。放疗技师则是每天为患者完成放疗计划的操作者，负责给患者摆位、操作机器以及记录每次放射治疗的参数。

4. 放疗流程 放射治疗是一个需要分次完成相对较长的过程，其中包括了多个步骤与流程。

（1）医生评估患者放疗指征与禁忌证：初次放疗就诊时，患者需要提供既往影像片子、病理报告，并在放疗主诊医生门诊就诊。主诊医师会对患者情况进行综合评估，明确诊断，确定患者是否需要放疗，还要排除患者是否存在不能进行放疗的禁忌证。如果在放疗开始之前已经存在复发转移性疾病也不符合放疗的指征。评估结束后由主诊医师开具放疗定位单预约定位。放射治疗需要摆放特殊体位，放疗定位前还需要对患侧上肢进行功能锻炼，以确保定位时手臂可以上举。

（2）放疗模拟定位：这个过程是在 CT 定位室完成。定位过程中会固定一个体位，采用真空垫、定位膜以及体表标记来保证这个体位后续具有可重复性。体表标记在放疗过程中会反复使用，因此定位结束后请注意保留皮肤标记，如有不清晰需及时画线。模拟定位会获取个体 CT 影像，这个影像数据将由医生和物理师进行放疗靶区勾画和计划设计。

（3）靶区勾画、计划设计、计划评估等步骤：这些步骤不需要患者参与，都是在放疗定位完成后由医生和物理师完成。这个过程可以保证为患者做出个体化的、合理的放疗计划。成熟的放疗计划既能保证需要接受放疗的部位有足够的剂量，也能保证正常组织器官被充分保护。在不同医疗机构，这个步骤的时间长短不同，随着人工智能和放射治疗一体化设备的逐步推广，未来这个过程将被极大地简化。

（4）治疗：放射治疗主要由技术员每日来完成，主要就是操作机器、引出射线束进行治疗的过程。首次治疗前需要对患者体位进行验证，医生会对体位验证予以确认。放射治疗的频率一般是每日照射 1 次，1 周治疗 5 天，周六、周日可休息两天。总的疗程根据预设的放疗次数确定。

（5）观察与随访：在治疗过程中，医生会要求患者定期门诊随诊，也会要求复查血常规和肝肾功能指标。特别需要注意的是，如果患者出现不适症状，也需要找医生进行评估。放疗结束后也需至主诊医生门诊就诊，请主诊医生对整个放疗过程予以记录，评估放疗后的反应，并且安排后续的治疗及随访计划。

5. 放疗过程中如何进行皮肤保护 放射性皮肤损伤是乳腺癌患者辅助放疗急性期最常见的不良反应。多数患者在接受术后辅助放疗后均可能遇到放射性皮肤损伤，通常有以下几种表现。

（1）红斑、烧灼感和刺痒感：一般发生于放疗开始后 2 周左右。如果感到瘙痒，可用手掌轻轻拍打局部皮肤，不要抓挠，以免加重皮肤反应。在此期间，患者应将放射野内皮肤暴露、透气并保持干燥，忌用凡士林软膏。放射野内皮肤应避免涂抹肥皂和用力搓擦，以免加重局部皮肤损伤。

（2）脱皮、糜烂、渗液：放疗期间患者一旦出现皮肤红肿或干性脱皮，可停照 2～3 日以免皮肤进一步损伤而产生湿性脱皮。照射区域的皮肤出现充血、水肿甚至渗液和糜烂时，应暂停放疗。即使出现皮肤破溃也无须紧张，经过合理的治疗与护理，通常在放疗结束 1 个月后皮肤损伤就可以恢复。

几乎所有患者都有可能出现皮肤反应，经过合理预防能够保护皮肤、预防破溃。那么，应该如何进行皮肤保护呢？

衣服需宽松、柔软、吸湿性强，最好选择棉质的衣服，尽量减少放疗部位的摩擦。保持放疗野皮肤干燥，尤其是腋窝附近及乳房下缘。局部避免使用酒精、碘伏、肥皂及各类洗涤剂，避免随意涂抹药物及护肤品，建议使用温水及柔软的毛巾轻轻蘸洗。避免放疗局部皮肤的抓挠。

使用皮肤保护剂者，用药范围为患侧前后颈部、阳性患侧腋窝、阳性患侧前胸（上界为衣服肩线，下界为乳腺下 3 横指，内界为体中线，外界为腋中线）。部分患者颈部无须用药，具体请咨询医生。

常用药物包括以下几种：①医用射线防护喷剂，主要清除皮肤表面产生的自由基，建议放疗前后应用以保护皮肤避免损伤；②三乙醇胺乳膏，主要用于红斑阶段的治疗，可以减少皮肤破溃风险；③表皮生长因子或者成纤维细胞生长因子，主要应用于皮肤破溃处，可加速创面的愈合，主动促进创面修复，全面提高创面愈合质量；④康复新液，广泛应用于各种创面的愈合。

也可选择进行物理性皮肤保护，部分特殊的薄膜采用敷贴形式对皮肤形成保护，硅酮材质的机械性防护可以保护受到了亚致死性损伤的皮肤基底层免受进一步损伤，使皮肤基底层能够在适宜的微环境中修复每天放疗所导致的损伤。有效降低皮肤反应严重程度，缓解湿性脱屑症状。

6. 放疗对于其他组织器官会造成哪些损伤 乳腺癌术后辅助放疗除了对于皮肤会产生一定的放射性损伤，对于放疗区域附近的心脏、肺以及肌肉软组织也会有一定影响。对于心脏的损伤可以表现为远期冠状动脉损伤导致的冠心病的发生率提高，因而对于接受放射治疗的乳腺癌患者后续需要更好地控制血糖、血压及血脂等。放射性肺损伤也是乳腺癌术后放疗不可避免的不良反应，但是绝大多数患者仅在 CT 上有部分变化，并不会有明显的症状。患侧肩关节及胸壁等组织接受照射后有可能导致肌肉等软组织纤维化，从而使得关节活动受限，这样的不良反应可以通过物理疗法及功能锻炼改善功能。总体而言，放疗带来的不良反应与放射治疗的范围与剂量有关，属于可防可治的范畴。

乳腺癌患者术后如何做抗 HER2 靶向治疗

人表皮生长因子受体 2（HER2）是乳腺癌重要的驱动基因，在乳腺肿瘤的发生、发展、预后和转移中起到重要作用，是一种反映乳腺癌预后的指标和药物治疗效果的预测指标。一般而言，HER2 阳性肿瘤组织细胞增生较快，会使肿瘤更容易复发。抗 HER2 靶向治疗适用于 HER2 阳性的患者，针对性的靶向治疗特异性强，疗效显著且不良反应小，已经被广泛应用于 HER2 阳性乳腺癌的治疗。目前我们使用的抗 HER2 靶向治疗药物有三大类，分别为：①单克隆抗体，代表药物是曲妥珠单抗和帕妥珠单抗；②小分子酪氨酸激酶抑制剂，代表药物是吡咯替尼和奈拉替尼；③抗体偶联药物，代表药物是恩美曲妥珠单抗以及德曲妥珠单抗。

HER2 阳性早期乳腺癌患者最重要的抗 HER2 靶向治疗药物是曲妥珠单抗，对于复发转移高危的患者建议加用帕妥珠单抗。在使用两种单克隆抗体时，这两种靶向药物之间可按任意顺序给药。第一种靶向药物输注完成后，观察 30 ~ 60 分钟再继续下一种靶向药物治疗或化疗。对于早期乳腺癌患者，曲妥珠单抗和帕妥珠单抗的标准治疗疗程是 1 年。在一般情况下，患者应遵医嘱按照治疗间隔接受足疗程的靶向治疗，一般而言，正规治疗频率为每 21 天 1 次。两种靶向药物的常规用法、用量，见下表。可以看出曲妥珠单抗的剂量与体重密切相关。

靶向药物的常规用法用量

频率	曲妥珠单抗（根据体重计算）		帕妥珠单抗	
3 周	初始负荷剂量	维持剂量	初始负荷剂量	维持剂量
	8mg/kg	6mg/kg	840mg	420mg

曲妥珠单抗与帕妥珠单抗总体不良反应不大，其中最重要的不良反应是心脏毒性和输液反应。曲妥珠单抗对心脏的毒性可表现为左心室功能不全、心律失常、高血压及心肌病等。联合帕妥珠单抗后发生心功能不全的概率会有轻度升高，但总体在 5% 左右。在靶向治疗过程中需要严密监测心功能的情况。给予首剂曲妥珠单抗前应进行基线心脏评估，包括病史、体检、心电图及超声心动图检查，如果基线就存在明确心功能不全的患者不建议使

用上述两种药物。抗 HER2 靶向治疗期间建议患者每 3 个月检查 1 次心功能，终止治疗后每 6 个月重复检查 1 次心功能，直至停止给药治疗后 24 个月。如果发现心功能下降达到一定程度需考虑停药。

输液反应与过敏反应是使用单克隆抗体类药物患者需要面对的常见不良反应，一般多发生在首次输注药物过程中，可以表现为寒战发热、呼吸困难、头痛、乏力、呕吐，以及出现各种皮疹等。在这类药物首次用药时，护士会严格控制滴注速度，一种靶向药物需要滴注 90 分钟，而且两种靶向药之间需间隔半小时以上。

除了单克隆抗体类靶向药物，奈拉替尼和恩美曲妥珠单抗也被应用于部分具有高危因素的早期乳腺癌患者。奈拉替尼的突出不良反应是腹泻，但是这个不良反应可以通过合理的预防与治疗措施得到控制。恩美曲妥珠单抗的不良反应是消化道反应、血小板下降及脱发等，尤其与放射治疗合并使用时不良反应会更明显。合理饮食与药物治疗可以将相应不良反应控制在可以耐受的范围内。

术后辅助内分泌治疗的原则有哪些

1. 哪些患者需要辅助内分泌治疗 辅助内分泌治疗的适应

证是 ER 和 / 或 PR 阳性的早期乳腺癌患者。因此，ER 和 / 或 PR 免疫组化检测为阳性的早期乳腺癌患者都有内分泌治疗的指征。

2. 开始辅助内分泌治疗时间 辅助内分泌治疗一般安排在化学治疗之后，可以和放射治疗及抗 HER2 靶向治疗同时进行。

3. 内分泌治疗的作用原理 内分泌治疗的作用原理是抵抗雌激素。女性在绝经前后激素的来源与水平不同，选择内分泌治疗的药物也不同。因此，患者在开始内分泌治疗前必须明确其是否已经绝经。

4. 辅助内分泌治疗的药物 选择性雌激素受体调节剂，包括他莫昔芬和托瑞米芬；芳香化酶抑制剂，目前临床使用的芳香化酶抑制剂为第三代，包括来曲唑、阿那曲唑和依西美坦。此外，还有一类促性腺激素释放激素类似物，主要用于绝经前女性，该制剂的使用能够抑制卵巢雌激素生成，使雌激素水平降到绝经后水平，国内这类药物主要包括戈舍瑞林和亮丙瑞林两类。

绝经后女性患者首选芳香化酶抑制剂，在既往临床研究中，3 种芳香化酶抑制剂在疗效方面并未发现明确疗效差异，不良反应方面仅有细小差异。对于绝经后女性患者，芳香化酶抑制剂疗效好于他莫昔芬，一般只有在芳香化酶抑制剂无法耐受时才考虑他莫昔芬这类药物。绝经前女性患者需对其复发风险进行充分评估，根据不同复发风险选择使用他莫昔芬或者促性腺激素释放激素类似物联合他莫昔芬与芳香化酶抑制剂治疗。值得注意的是，芳香化酶抑制剂不能单独用于还未绝经的患者，在使用时需要采用药物或其他手段将患者转变为绝经后的状态。

随着新药的问世和循证医学证据的更新，肿瘤治疗的推荐方案也发生着变化。根据部分临床试验结果，对于存在腋窝淋巴结转移及其他高危因素的早期乳腺癌患者，需在内分泌治疗的基础上增加 2 ~ 3 年的 CDK4/6 抑制剂口服可以进一步降低复发风险。当然，新的药物在不断研发中，这样的治疗布局也将会不断发生变化。

5. 如何确定内分泌药物及疗程 内分泌治疗是一个长期的过程。医生会根据患者的各项指标包括年龄、病理分期、分级、ER/PR 表达强度、月经状态、治疗反应等进行综合评估，以确定具体治疗疗程。一般而言，所有患者必须完成至少 5 年的内分泌治疗。对于部分较高危且治疗耐受性良好、ER/PR 表达高的患者，通常推荐进行 8 ~ 10 年的内分泌治疗。在数年的治疗时间内持续接受有效的药物治疗是一件需要自我坚持、家人鼓励及医生督促的重要的事情。

免疫治疗在乳腺癌患者辅助治疗中的前景如何

恶性肿瘤发生、发展的根本原因是肿瘤细胞不断产生新的基因突变，在这个过程中，肿瘤细胞的异质性会越来越明显。对于初始对传统治疗敏感的肿瘤，很可能逐渐出现治疗抵抗，引起治疗失败。这些新的突变就像给肿瘤细胞带来新的“爪牙”，使得治疗越来越困难。但是从另一个角度来看，突变会带来新抗原，而新抗原具有免疫原性，医生可以通过合适的机制让患者免疫系统认识进而杀伤新抗原。因此，针对新抗原产生免疫杀伤作用是免疫治疗的本质。

免疫治疗是近十年肿瘤治疗领域的重大突破，不断有患者通过各种免疫治疗获益甚至获得治愈的报道，因而人们对免疫治疗寄予厚望，认为其有可能带来治愈性的疗效。肿瘤免疫治疗主要分为两大类：一类是主动免疫治疗，即通过细胞因子、非特异性或特异性抗原调节免疫细胞功能，促进免疫系统对肿瘤细胞的识别与杀伤作用；另一类是被动免疫治疗，即通过输注具有抗肿瘤作用的单克隆抗体或者过继性细胞治疗控制肿瘤进展。从严格意义上来讲，抗 HER2 单克隆抗体的靶向治疗也属于被动免疫治疗的一种。尽管免疫检查点抑制剂可为肺癌、宫颈癌、食管癌及胃癌等癌症患者带来生存期的延长，但乳腺癌被认为是非免疫治疗优势病种，乳腺癌免疫检查点抑制剂治疗的适应证仅集中在三阴性乳腺癌晚期一线及新辅助治疗。

早期乳腺癌患者经过手术治疗后没有可测量病灶，经过各种辅助治疗可以把复发转移的风险降到最低，但是也有很多科学家在努力寻找有效的方法，期望通过调动患者自身的免疫监视功能来抑制肿瘤细胞的增殖，从而降低复发风险，达到真正治愈乳腺癌的目的。肿瘤特异性疫苗是这个领域主要发展方向。2020 年末，圣安东尼奥乳腺癌研讨会发布的 GP2 Ⅱ b 期临床试验是近期最受瞩目的研究结果。HER2 阳性乳腺癌接受标准曲妥珠单抗治疗后采用 GP2 疫苗强化治疗后 5 年随访期内未见复发转移。然而该研究局限于 HER2 阳性乳腺癌，且未经过前瞻性随机对照研究证实，因此尚未在临床中应用。此外，也有多项研究探讨 MUC1、WT-1、CEA 等多肽疫苗可否促进免疫监视作用，以期治愈乳腺恶性肿瘤。但是，目前肿瘤疫苗仍然在研制中，距离临床应用尚有一段距离。

综上所述，早期乳腺癌的治疗以手术为核心、以治愈为目的。无论是术前治疗还是术后治疗，都是为了方便手术的顺利实施或者为了巩固手术的治疗效果而进行的。早期乳腺癌患者的药物治疗需根据分子分型和预后评估实施。相信随着越来越多的治疗手段的涌现，早期乳腺癌患者的治愈率将不断提高。

第四章

晚期乳腺癌的治疗

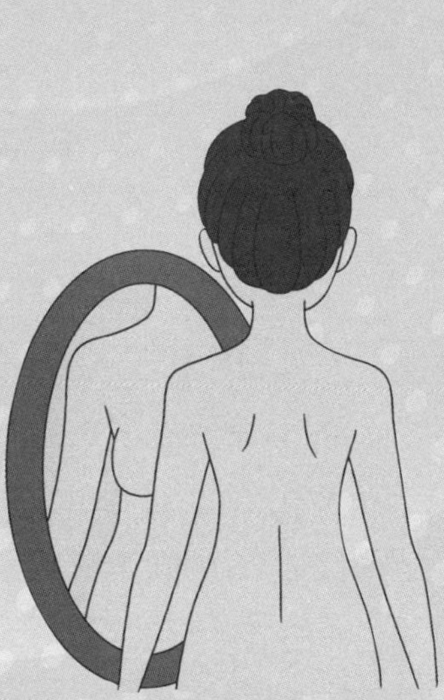

尽管大多数早期乳腺癌患者可以获得治愈，但是仍会有部分患者发生复发转移，甚至有些患者最初诊断就是转移性乳腺癌。根据复发转移的部位与范围，患者之间存在个体差异。其中，少部分患者为局部复发，经过积极的局部治疗后仍有治愈机会。大部分复发转移性乳腺癌患者多属于转移性不可再手术的情况，这部分患者则被定义为晚期乳腺癌患者。3%～8%患者初诊便是晚期，而早期乳腺癌患者经过标准治疗后，依然有30%～40%患者会进展为晚期。晚期患者大多数无法得到治愈，即使经过积极治疗，大部分患者的生存期并不乐观，仅有30%左右的患者生存期能够达到5年。因此，想要攻克乳腺恶性肿瘤，关键在于对晚期乳腺癌的治疗。

大多数乳腺癌患者的复发转移发生在术后5年内，部分激素受体阳性的乳腺癌患者甚至在术后10～20年仍有可能出现复发转移。然而即使出现复发转移，大部分患者仍能够通过治疗获益。针对复发转移的治疗一方面可以缓解症状，另一方面能够延长患者的生存期。

如何及时发现肿瘤复发，如何准确判断病情，是对晚期乳腺癌患者进行针对性治疗十分重要的问题。相比于早期乳腺癌患者，晚期乳腺癌患者的病情复杂，个体化差异很大，治疗方法的选择较多，诊治过程也更为漫长。甚至到后期并没有标准治疗，这使得对于晚期乳腺癌患者的治疗十分有难度。不同于早期乳腺癌患者的治疗以手术治疗为主要治疗手段，晚期乳腺癌患者的治疗更侧重于全身系统性治疗。在可以控制不良反应的情况下，一个长期持续的诊治方案应该以患者为中心，开展多学科协作，即根据患者病情特点、复发转移部位、基础疾病及心理社会因素等，制订个体化、精准化的综合治疗方案，并且进行全程化管理跟踪以保证医疗质量。晚期乳腺癌的药物治疗也是十分依赖分子分型的。根据不同分子分型，将会有不同的患者预后及治疗方案。

如何准确评估复发转移性乳腺癌

除了头发和指甲不会发生肿瘤转移外，理论上肿瘤细胞能够转移至人体的任何部位生根发芽形成病灶。肿瘤病灶对正常组织器官的压迫与破坏会给患者带来相应症状。如果重要脏器功能受到较严重的破坏，将威胁患者生命，这也是晚期恶性肿瘤患者生存期有限的原因。乳腺癌最常见的脏器转移包括肺转移、肝转移、脑转移，常见的非内脏转移包括骨转移、皮肤和软组织转移等。内脏转移是影响患者生存期的主要原因。

乳腺癌复发转移的诊断有赖于症状、体征、影像学及病理诊断。然而，微小转移往往并不会导致明显可见的症状或者可查及的体征。因此，对于早期乳腺癌患者治疗完成后，非常强调定期复查及出现症状及时就诊。及早发现乳腺癌复发转移征象能够帮助患者更早地接受治疗，疗效往往也会更好。有经验的医师当面问诊与仔细查体对转移的评估十分有帮助。那么，一般复发转移后患者会出现哪些症状呢?

（1）胸壁结节、红疹且持续不退或者出现破溃，提示有局部复发累及皮肤的可能。

（2）患侧颈部肿块或者腋窝肿块，提示淋巴结转移的可能。

（3）刺激性咳嗽、咯血、胸闷气喘，提示肺转移或胸腔积液的可能。

（4）厌食、右上腹疼痛、黄疸、肝功能异常，提示肝转移的可能，但是早期肝转移往往症状不明显。

（5）进行性加重的某一部位骨痛，且休息后症状不缓解，局部按压疼痛加重，提示骨转移的可能。

（6）头晕、头痛且进行性加重，反复、喷射性呕吐，提示脑转移的可能。

一旦出现转移征象，需要尽快对患者进行各常见转移部位的全面评估。只有准确评估患者病情，才能科学地制订治疗方案。那么，针对不同部位应该如何进行检查呢?

肺转移的评估有赖于胸部 CT 检查。胸部增强 CT 不仅能够评估肺部病灶，同时对于纵隔淋巴结的评估也非常重要。当然，胸部增强 CT 也能提示乳腺、腋窝淋巴结区、内乳淋巴结区这些常见淋巴结转移部位的情况。由于增强 CT 有动脉期、静脉期和延迟期 3 个时相，对于肝脏病灶的评估非常有价值。磁共振成像由于具有更好的软组织分辨功能，往往对于肝脏病灶的鉴别更具有价值。由于肿瘤组织与正常软组织密度在 CT 上分辨率不佳，脑部与乳腺的病灶也往往难以通过 CT 准确分辨，因此脑部和乳腺病灶的客观评价十分依赖磁共振成像检查。

对于骨病灶的评估有多种手段。骨扫描对于骨转移灶具有筛查作用，敏感性非常好，但是往往会受一些因素影响，比如骨炎症和损伤修复过程也会在骨扫描中有显像。因此，骨扫描显示骨浓聚影并不代表肿瘤转移，还需结合患者症状体征及 CT、MRI 等其他影像学检查结果综合判断。

病理诊断对于已经确诊的乳腺癌并非不可或缺。已经有明确的乳腺癌诊断，影像学征象又符合肿瘤转移的表现，可以临床诊断为乳腺癌转移，尤其是针对无法活检明确肿瘤指标又全线上升的情况。然而，各诊疗指南仍然强烈推荐针对复发转移性乳腺癌转移灶的再活检，这样的检查对于治疗具有重要临床价值。再活检的意义更重要的是明确乳腺癌分子分型以指导后续治疗。大量研究证实，乳腺癌的分子分型会在治疗过程中发生变化，实时明确肿瘤分子分型对于制订治疗方案非常重要。

手术治疗在复发转移性乳腺癌患者中的应用有哪些

手术治疗作为一种局部治疗手段，具有独特的优势。这种优势体现在：无论肿瘤细胞的恶性程度如何，也不管肿瘤的微环境是怎样的，只要通过解剖学评估认为可以完整切除肿瘤，就可以实施手术治疗。这种治疗方法的效果不依赖于肿瘤细胞对治疗的敏感性，而是直接通过物理手段去除病变组织。因此，在早期乳腺癌患者的诊断和治疗中，手术治疗目前仍然扮演着不可替代的重要角色。然而，在复发转移性乳腺癌患者的治疗中，手术往往无法把患者体内肿瘤全部切除，因而并不作为首选及核心治疗手段。

手术仅在特殊情况下对复发转移性乳腺癌具有一定治疗价值。首先，在局部与区域复发的情况下，如病灶可以切除并未发现远处转移，那么这样的复发性乳腺癌患者仍应首先选择进行手术切除。在手术切除后根据分子分型和既往治疗情况来确定最优的巩固治疗策略。如果评估后发现预计无法切除复发转移性病灶，则应更多依赖于药物治疗和放射治疗。第二种情况是为了缓解急症、重症，通过姑息性的手术切除缓解危及生命的急重症。例如，肠道转移引起的肠道穿孔或者梗阻。此外，脑转移患者在病灶引起颅高压有引发脑疝风险的情况下，也可以考虑行手术治疗以期获得症状缓解，为后续治疗争取时间。

手术也可以作为寡转移灶的局部治疗。最常用于脑转移患者，在脑转移数目较少（一般 3 个以下），肿瘤位置合适的脑转移性病灶可以考虑进行手术治疗。此外，也有部分患者接受过个别数目的肝转移、肺转移切除后病情获得较长时间缓解的，但是这样的手术治疗后续也高度依赖药物治疗来辅助。

首发Ⅳ期乳腺癌患者原发病灶能否手术切除是一个很有争议的问题。对于初始就有远处转移的乳腺癌患者全身治疗更为重要，但是在取得长期稳定的情况下可以考虑进行原发病灶的手术切除，尤其是在患者全身状况控制得很好只有乳腺原发灶控制欠佳的情况下，乳腺病灶可以考虑手术切除。另外，如果原发灶有可能出现难以治愈的皮肤破溃的情况也值得手术治疗来缓解病情。其他情况下，是否切除原发病灶均对于患者的生存期没有影响，应该慎重推荐。

综上所述，尽管复发转移性乳腺癌患者可手术的机会并不大，但是在合理的时机下，针对合理的病灶部位，仍可以将手术治疗考虑在内。

如何针对复发转移性乳腺癌患者进行个体化精准药物治疗

复发转移性乳腺癌应该以全身治疗为主。目前晚期乳腺癌的药物治疗方案多样，需要遵循分型分线分层治疗原则，从而针对每个患者的疾病特点及自身状况制订个体化方案。如前所述，晚期乳腺癌也可以根据免疫组化简单分为三类人群，即激素受体阳性、HER2 阳性、三阴性乳腺癌。

1. 针对激素受体阳性、HER2 阴性乳腺癌患者，内分泌

治疗是重要治疗手段 病理确诊为激素受体阳性、HER2 阴性的晚期乳腺癌患者可首选内分泌治疗。绝经前患者需进行卵巢功能抑制基础上的联合治疗。卵巢功能抑制包括手术切除卵巢或者采用促性腺激素释放激素（gonadotropin-releasing hormone，GnRH）类似物进行药物去势。晚期乳腺癌患者进行内分泌治疗可选择单药治疗，也可联合治疗，需根据疾病状况整体决策。常用的内分泌药物包括芳香化酶抑制剂、氟维司群以及他莫昔芬等药物。近年来，对于未使用过这类药物的患者，靶向药物 CDK4/6 抑制剂联合内分泌治疗已成为这类患者的一线或二线内分泌治疗的优选方案。在 CDK4/6 抑制剂使用失败后考虑选择联合 HDAC 抑制剂、PI3K 抑制剂、AKT 抑制剂和 mTOR 抑制剂等靶向药物。

2. 对于 HER2 阳性乳腺癌患者应选择以抗 HER2 靶向治疗为主的方案 在 HER2 阳性复发转移性乳腺癌的治疗中，曾经只有曲妥珠单抗用时，以曲妥珠单抗为基础的联合化疗方案是一线标准治疗。随着治疗方案的进步，曲妥珠单抗联合帕妥珠单抗的双靶治疗方案显著提高了有效率和疾病控制时间，因此双靶治疗联合化疗已成为当前首选的一线治疗方案。

对于曲妥珠单抗治疗失败，或者曲妥珠单抗和帕妥珠单抗联合治疗失败后的患者而言，持续进行抗 HER2 靶向治疗在后续治疗中仍然十分重要。此外，还有两类药物对于 HER2 阳性乳腺癌也具有良好的治疗效果。一类是 HER2 靶向的小分子酪氨酸激酶抑制剂，如拉帕替尼、吡咯替尼、图卡替尼等；另一类是抗体偶联药物，如恩美曲妥珠单抗及德曲妥珠单抗等。

此外，HER2 阳性型乳腺癌可进一步分为激素受体阳性和激素受体阴性两种类型。对于激素受体阳性的 HER2 阳性型乳腺癌患者，在后续治疗中还可以考虑采用内分泌治疗。

3. 化学治疗是晚期乳腺癌患者重要治疗药物 化学治疗（简称“化疗”）在晚期乳腺癌患者治疗中应用较为广泛，不仅是三阴性乳腺癌的主要药物治疗手段，同时也是 HER2 阳性乳腺癌患者抗 HER2 靶向治疗重要的联合治疗的方法。此外，对于有内脏危象的患者及激素受体阳性但对内分泌治疗耐药的患者，化疗也是重要的控制疾病进展、缓解病情的手段。与单药化疗相比，联合化疗的客观缓解率更高、疾病控制时间更长，但往往毒性也更大；如果以耐受性和生活质量为优先考虑因素，可首选单药化疗。然而不得不提到的是，即使是三阴性乳腺癌，近年来也有针对性的靶向药物治疗，涉及免疫治疗（PD-1、PD-L1 抗体）和 DNA 同源重组修复通路。此外，针对 TROP2 的抗体偶联药物戈沙妥珠单抗也取得理想疗效因而获批。因此，现代乳腺癌治疗已经超越了传统单纯化疗的模式，更多地采用含化疗的复合方案，以及化疗与其他治疗方式（如靶向治疗、免疫治疗、内分泌治疗）的联合策略，这一突破性进展极大地丰富了治疗选择，提高了治疗效果，也为患者带来了更多的获益可能。

4. HER2 低表达乳腺癌患者的针对性药物与疫苗治疗 HER2 低表达是近期提出的新概念，是 HER2 免疫组化为（1 +）或者（2 +）但 FISH 检测为未见扩增的乳腺癌。目前，针对这部分乳腺癌患者，德曲妥珠单抗表现出显著疗效，此外还有在研究阶段的抗体偶联药物与疫苗值得期待。

针对不同类型的晚期乳腺癌患者可应用不同的解救治疗方案，但对于复发转移性乳腺癌患者很难实现治愈。对于一线治疗（如化疗或化疗联合靶向治疗）后症状有效缓解的患者，可考虑单药口服维持化疗或靶向维持治疗，即采用一个低毒性的策略以延长疾病控制时间。

激素受体阳性、HER2 阴性晚期乳腺癌患者如何进行内分泌治疗

1. 明确患者疾病状态及身体状况 对于激素受体阳性、HER2 阴性的复发转移性乳腺癌患者，制订治疗方案前需要进行全面评估，充分了解患者的病情和身体状况，这是制订合适治疗决策的前提条件。根据患者的具体情况，治疗策略可能有所不同。对于严重内脏转移患者，特别是那些肿瘤进展快、短期内如不积极控制可能危及生命的情况，即使激素受体呈强阳性，通常也会优先选择起效更快的化疗作为首选药物治疗方案。这是因为快速起效的化疗药物能够尽快缓解患者病情，改善症状，从而延长生存期。相反，对于肿瘤进展缓慢且内脏功能良好的患者，内分泌治疗则是首要考虑的药物治疗手段。内分泌治疗具有低毒性

和高效性，能够稳定患者病情，并尽可能延长总生存期。总之，治疗方案的选择需要根据患者的具体情况进行个体化决策，对于危重患者，优先考虑快速控制病情；而对于病情相对稳定的患者，则可以选择不良反应较小、长期获益更好的治疗方案。这种个体化的治疗策略有助于在控制疾病进展和维护生活质量之间取得最佳平衡，为患者提供最适合的治疗方案。

2. 药物选择 乳腺癌内分泌治疗包括几大类药物。第一类是选择性雌激素受体调节剂（selective estrogen receptor modulator，SERM），代表药物为他莫昔芬和托瑞米芬。他莫昔芬本质是一种具有弱雌激素作用的药物，通过竞争性与雌激素受体结合，但是仅引起轻度的雌激素下游信号活化来抑制雌激素信号通路的过度活化。托瑞米芬的雌激素样作用更弱，因此对于子宫内膜的影响更小。

第二类是芳香化酶抑制剂（aromatase inhibitors，AI）。芳香化酶主要存在于肾上腺和脂肪组织中。绝经后女性体内仍有一定的雌激素水平，其来源并非卵巢，而是主要来自肾上腺和脂肪组织。在这些组织中，雄激素在芳香化酶的催化作用下转变为雌激素。芳香化酶抑制剂能够抑制芳香化酶的这一作用，从而降低体内雌激素水平，进而抑制依赖雌激素生长的肿瘤细胞。这类药物的代表药物包括来曲唑、阿那曲唑和依西美坦。其中，来曲唑和阿那曲唑属于非甾体类芳香化酶抑制剂，它们对芳香化酶的抑制作用是可逆的。而依西美坦则属于甾体类芳香化酶抑制剂，其抑制作用是不可逆的。对于绝经后的乳腺癌患者，这 3 种药物在疗效方面并没有显著差异。然而，这类药物可能会引起一些特殊的不良反应，如骨关节疼痛、关节僵硬、骨质疏松（钙质流失）及血脂异常等。因此，在使用这些药物时，医生需要权衡利弊，并对患者进行密切监测。

第三类内分泌药物以氟维司群为代表，被称为选择性雌激素受体降解剂（selective estrogen receptor depressant，SERD）。这类药物的作用机制是下调肿瘤细胞核膜表面的雌激素的表达。基于既往临床试验数据，以上三类药物之间的疗效在绝经后乳腺癌患者中的比较结果是氟维司群优于芳香化酶抑制剂优于他莫昔芬。

3. 未绝经患者需要进行卵巢功能抑制 值得注意的是，绝经前和围绝经期女性使用内分泌治疗时需要先对卵巢功能进行抑制。抑制卵巢功能的办法有手术切除卵巢、卵巢放射治疗以及药物治疗。使用促性腺激素释放激素激动剂进行药物治疗是最常用的手段，代表药物是戈舍瑞林、布舍瑞林及亮丙瑞林。这类药物的作用机制是干扰下丘脑 - 垂体 - 性腺轴的节律，从而使得卵巢无法正常进行周期性变化，达到抑制卵巢雌激素产生的作用。男性乳腺癌患者的内分泌治疗药物与女性乳腺癌患者相似，可使用他莫昔芬或在使用 GnRH 类似物抑制睾酮释放的同时使用芳香化酶抑制剂。

4. 联合靶向治疗 目前，乳腺癌的内分泌治疗已经进入联合靶向治疗时代。靶向药物联合内分泌治疗被评为近年来乳腺癌药物治疗领域最重要的进展成果。突出的代表性药物就是 CDK4/6

抑制剂。这类药物的作用机制是在雌激素通路下游干扰细胞周期调节从而与内分泌治疗产生协同抗肿瘤作用。除了 CDK4/6 抑制剂以外，mTOR 抑制剂依维莫司、HDAC 抑制剂西达本胺也被证实能够在后线内分泌治疗中让患者获益。此外，PI3K 抑制剂联合内分泌治疗能够改善具有 PI3K 突变乳腺癌患者的无进展生存期，AKT 抑制剂能够改善 PI3K-AKT-PTEN 通路异常的晚期乳腺癌患者的生存期，上述两种靶向药物也已经上市。

HER2 阳性晚期乳腺癌患者如何进行药物治疗

无论是激素受体表达阳性还是阴性，所有 HER2 表达阳性的晚期乳腺癌患者都需要接受以抗 HER2 靶向治疗为基础的综合治疗。在启动治疗之前，患者同样需要进行全面的评估。除了应对分子分型、肿瘤转移部位和严重程度进行评估外，还需要对患者既往治疗进行评价。如果患者结束辅助曲妥珠单抗治疗 1 年内出现复发转移，则考虑患者对曲妥珠单抗存在耐药，治疗需选择不以曲妥珠单抗为主的方案。如果是在结束辅助曲妥珠单抗治疗 1 年后出现的复发转移，则认为患者对曲妥珠单抗仍然敏感，仍可选择含曲妥珠单抗的方案。

HER2 阳性乳腺癌晚期患者的一线治疗应该选择以曲妥珠单

抗为基础的治疗。值得注意的是，联合帕妥珠单抗的双靶一线治疗不仅能够提高治疗有效率，也能够延长患者生存期，使得患者得到生存获益。在抗 HER2 靶向治疗的基础上，联合化疗是我们更常用的治疗方案。紫杉类药物是一线治疗药物，其他可以考虑使用的药物有长春瑞滨、吉西他滨、卡培他滨及艾立布林等。针对年老体弱、激素受体阳性的患者，也可以考虑仅进行抗 HER2 靶向治疗联合内分泌治疗。

一线抗 HER2 靶向治疗联合化疗通常能获得超过 1 年的中位疾病控制期。如果在治疗期间出现病情进展或者患者无法耐受治疗，这两种情况都需考虑二线用药。近年来，抗 HER2 靶向药物发展迅速，除了前面提到的曲妥珠单抗和帕妥珠单抗这类单克隆抗体外，还有两类药物显示出显著疗效。一类是靶向 HER2 的小分子酪氨酸激酶抑制剂，目前国内可用的有吡咯替尼、拉帕替尼和奈拉替尼；另一类是抗 HER2 单抗偶联药物（ADC 类药物），包括恩美曲妥珠单抗和德曲妥珠单抗。此外，在单克隆抗体方面，Fc 片段改构的曲妥珠单抗（如玛吉妥昔单抗）也显示出了一定的疗效。那么，在曲妥珠单抗治疗进展后，如何选择抗 HER2 靶向药物呢？这需要综合考虑患者情况、药物疗效及药物可及性，采取以患者为中心的全流程管理全局观，选择合理的药物进行治疗。

晚期乳腺癌患者如何进行化学治疗

乳腺癌是对化学治疗（简称“化疗”）较为敏感的一类肿瘤，化疗是晚期乳腺癌患者最重要的治疗手段之一。对于各种分子分型的晚期乳腺癌患者，在不同治疗阶段都可以考虑进行化疗。然而，对于复发转移性乳腺癌患者的解救性化疗与辅助治疗的目的不同，因此化疗的力度也有所差异。术后辅助治疗以治愈疾病为目的，而对于复发转移性乳腺癌患者治疗的目标是控制症状、延缓肿瘤生长，并延长生存时间。与辅助治疗不同，晚期乳腺癌患者的化疗并不会确定固定的化疗次数，而是需要长期进行药物治疗，通过持续治疗来控制肿瘤生长。因此，对于晚期乳腺癌患者来说，一个有效且低毒的方案显然比强力治疗更为适合。晚期乳腺癌患者的药物治疗并不一味追求联合、足量，而是采取“细水长流”的形式更为合适，以实现长期的疾病控制。

在治疗过程中，医生会对患者的两个方面进行综合评估和实时监测。肿瘤治疗的疗效，以及治疗的不良反应和患者的身体状态。每 2 ~ 3 个周期进行 1 次影像学检查，通过对患者症状、体征及影像学资料等的科学综合评估，医生判断治疗是否有效。

治疗有效通常表现为肿瘤引起的症状缓解或肿瘤缩小。部分患者可能表现为病情稳定，即没有显著变化。这两种情况都被认为是治疗有效，医生会倾向于坚持原有治疗方案。如果出现肿瘤继续生长或新增转移性病灶，则表明当前治疗方案效果不佳，需要考虑更换治疗方案。

治疗带来的不良反应也需密切关注。化疗可能引起患者出现骨髓抑制、肝肾功能损伤、神经毒性和乏力等不良反应。当患者对化疗的耐受性非常低时，化疗带来的获益可能不如最佳支持治疗。医生会在不良反应与治疗疗效之间权衡利弊，尽可能为患者带来更多获益。

尽管许多患者对以化疗为主的综合治疗心存恐惧，但循证医学证据表明，合理管理化疗疗程是安全有效的。科学计算剂量、有效的患者管理，以及患者的配合都是降低化疗不良反应的重要保障。

此外，患者的身体状况和合并症评估也至关重要。医生会反复询问患者的不适主诉和体力状况变化，这些因素都会影响治疗的实施。例如，如果患者每天超过一半时间需要卧床，通常被认为无法耐受化疗，医生会倾向于选择对症支持治疗来改善生活质量。

化疗耐药是晚期乳腺癌患者药物治疗不可避免的问题。一线化疗的有效率在 50% ~ 70%，平均控制时间在 6 ~ 7 个月。二线治疗的有效率降至 30% 左右，平均控制时间约在 4 个月。患者后续治疗的有效率和控制时间更为有限。当患者出现耐药时，需要更换不同机制的药物或治疗策略来控制肿瘤。

在少数情况下，药物治疗可以长期控制肿瘤。这通常发生在肿瘤对治疗反应良好，达到极低的肿瘤负荷，且患者身体状况和免疫功能良好的情况下。即使在非常低的肿瘤负荷状态下，患者仍需坚持药物治疗来抑制肿瘤生长，并考虑进行维持治疗。根据分子分型，可选择进行内分泌治疗、抗 HER2 靶向治疗或口服化疗等相对低毒性的治疗方案。

综上所述，晚期乳腺癌的治疗需要医生根据指南和个体化评估，综合考虑多种因素，为患者制定最佳治疗方案，在控制肿瘤的同时，尽可能提高患者的生活质量。

放射治疗在晚期乳腺癌患者治疗中的应用有哪些

转移性乳腺癌是一种全身性疾病，因此进行系统性药物治疗非常重要。对于转移性乳腺癌，首选全身药物治疗，只有在经过充分选择的患者中，局部治疗才有一定价值。放射治疗（简称“放疗”）与手术治疗一样属于局部治疗手段，在复发转移性乳腺癌的治疗中具有一定局限性。

然而，放疗在特定情况下仍然发挥着重要作用。例如，通过放疗可以有效控制患者症状，如缓解骨转移引起的骨痛、减轻脊髓压迫、预防骨折，以及缓解上腔静脉压迫综合征等。对于乳腺癌局部复发患者的治疗方案而言，放疗也是重要选择。部分局部复发可以再次手术切除，术后需对复发病灶瘤床及可能的淋巴结引流区进行巩固性放疗；对于不可切除的局部复发，放射治疗同样是重要的局部治疗手段。

在寡转移的情况下，采用药物治疗控制全身情况同时对局部少数病灶进行放射治疗能够更好地控制肿瘤，延长患者生存期。对于脑转移患者而言，无论属于可以手术还是无法手术的情况，放射治疗都能发挥重要作用。对于可以接受手术治疗的患者，术后进行放射治疗能预防局部复发；对于无法手术的患者，放射治疗可控制肿瘤病灶进展，改善症状，延长患者生存时间。

此外，放疗还可以配合免疫治疗提高疗效。放疗能促进肿瘤抗原释放，调节免疫微环境，与免疫治疗联合使用产生协同作用。放疗的远位效应，即未被照射的肿瘤也出现缩小的现象，是放疗助力免疫治疗的重要机制。

综上所述，放疗对局部病灶的控制比药物治疗更稳定。因此，对于急需进行疾病控制的部位，需要及时进行较强的局部治疗。对于免疫状况较好的晚期患者，选择合适的时机进行放疗，有可能提高局部控制率，改善症状，延长生存期。放射治疗作为一种重要的局部治疗手段，在转移性乳腺癌的综合治疗中扮演着不可或缺的角色。

复发转移性乳腺癌患者的免疫治疗有哪些

免疫治疗能够利用患者自身的免疫系统识别与杀伤肿瘤细胞，从而达到肿瘤控制的作用。尽管免疫治疗目前在乳腺癌领域的发展远远不及肺癌、肝癌、胃食管癌等肿瘤，但是人们仍然对其进行着不懈的探索。目前，乳腺癌领域的免疫治疗主要涉及以下几个方面。

1. 免疫检查点抑制剂的应用 在这个领域中，临床研究已证实 PD-1 抗体帕博利珠单抗与特瑞普利单抗应用在肿瘤组织表达 PD-L1 的三阴性乳腺癌患者的一线治疗中，不仅能够延长患者的疾病控制时间，同时也能够延长患者的总生存期。在 PD-L1 表达阳性的 HER2 阳性的乳腺癌人群中，恩美曲妥珠单抗联合阿替利珠单抗也见到生存获益。除此之外，免疫检查点抑制剂在新辅助治疗及辅助治疗中的探索也在进行中。

2. 肿瘤疫苗的探索 免疫微环境与肿瘤细胞在肿瘤发生发展过程中相互影响、相互促进。肿瘤疫苗通过强化肿瘤细胞的自身免疫原性来改造免疫微环境，是主动免疫治疗的重要策略。以新抗原疫苗为代表的治疗性肿瘤疫苗是近年来免疫治疗的热点，配合免疫检查点抑制剂在多个瘤种均初步见到良好疗效。尽管目前没有明确的乳腺癌治疗性疫苗获批用于治疗，但是很多临床研究均在不懈探索。

3. 综合治疗策略 肿瘤治疗从来都不是能靠单一治疗获得成功的。只有了解抗肿瘤免疫的原理，从抗原识别、递呈到免疫细胞活化、免疫杀伤作用的强化全过程精心设计治疗综合策略，才能获得较好的抗肿瘤免疫治疗疗效。

如何理解临床试验

1. 什么是临床试验 临床试验是在人体进行药物或诊疗方法的系统性研究。其目的是证实或揭示试验药物的作用、不良反应，以及药物在体内的吸收、分布、代谢和排泄过程，从而确定试验药物与诊疗方法的疗效与安全性。临床试验是获得循证医学证据的重要途径。所有新药和新的诊疗技术在获准临床使用之前，都需要通过临床试验来证实其临床疗效及安全性。换言之，目前被认为是标准治疗方案的所有方法，都是经过了临床试验验证的。可以说，临床试验是肿瘤治疗领域最有可能产生突破性进展的地方。

前瞻性随机对照研究是一种重要的临床试验方法。这种方法将病情相似的患者随机分组，让不同组别接受不同的治疗，然后比较各组患者的肿瘤缩小情况、生存情况和不良反应等指标。这种精心设计的研究方法是推动临床肿瘤学不断进步的动力。在肿瘤的临床治疗中，只有通过各种严谨设计的临床试验，才能找到最优的治疗方案。而在临床试验中获得最多数据支持的方案，往往会成为指南推荐的最佳治疗方案。

2. 参加临床试验受试者的保障 尽管临床试验的结果存在不确定性，但受试者的权益是受到充分保障的。临床试验的开展并非随意决定，而是建立在大量调研和临床前研究结果的基础之上。新药临床试验通常从以安全性为主的Ⅰ期开始，只有在积累了足够的安全性数据和可能的疗效数据后，才会增加患者数量进行有效性确认研究。所有涉及患者的临床研究都必须经过伦理委员会的审核，确保符合伦理要求并优先考虑患者利益。在研究过程中，所有不良反应都会被仔细记录和报告，严重不良反应必须在 24 小时内上报伦理委员会。针对试验因素导致的不良反应，相关治疗都有保障措施。如果发现临床研究产生严重不良反应或受试者明显不获益，研究会被及时中止。值得注意的是，参加临床试验完全出于自愿，即使已经进入研究阶段，受试者仍有权随时退出。因此，参加临床试验是一个安全的治疗选择，受试者的权益将得到全面保护。

3. 参加临床试验对患者可能的获益 许多治疗方案的选择与比较都源自临床试验的结果。尽管已有大量临床实践经验，但医学是不断进步的，要实现医学突破就需要进行比较研究。无论是否存在标准治疗方案，肿瘤诊疗指南都强烈推荐患者参与设计严谨的临床试验。对患者而言，参加临床试验的最大潜在益处是能够接受最新、最前沿的治疗，从而更好地控制疾病。此外，临床试验中的患者能够获得更优质的管理和严谨的医疗照护，而且这种高质量的医疗服务不受社会经济因素的影响。因此，设计严谨的临床研究不仅可能为患者带来更好的治疗效果，还能确保患者获得最高标准的医疗照护。

4. 临床试验的一般步骤 临床试验一般分为筛选、随机、治疗与随访等步骤。首先研究者会根据病情对照入组条件进行判断，这个时期还会做一下检验检查帮助判断受试者是否符合条件。接下来会对入组的受试者进行抽签，对照组往往使用标准治疗，试验组则往往使用新药物或者新疗法。分组后受试者就按照方案要求接受治疗。同时，治疗过程中会反复进行不良反应与疗效的评估。如果符合出组条件，即可结束临床研究，患者需要咨询主诊医生后续治疗方案。

如何治疗乳腺癌患者的骨转移

骨转移是乳腺癌患者最常见的转移性疾病，可以作为单一的转移性病变，也可以与其他部位的转移同时出现。一旦患者出现骨疼痛、病理性骨折、碱性磷酸酶升高、脊髓压迫或者神经根压迫、高钙血症等相关临床症状，应做进一步检查以排除骨转移病变。乳腺癌患者发生骨转移概率较高，骨放射性核素扫描（又称骨 ECT）可作为骨转移的初筛诊断方法，在乳腺癌的随访检查中常规开展。骨转移导致的骨相关事件不但可导致患者的身体功能、生活质量降低，而且会导致患者的死亡风险升高。骨转移发生后，合理的治疗可缓解疼痛，预防或延缓骨不良事件的发生，控制新的转移灶形成。

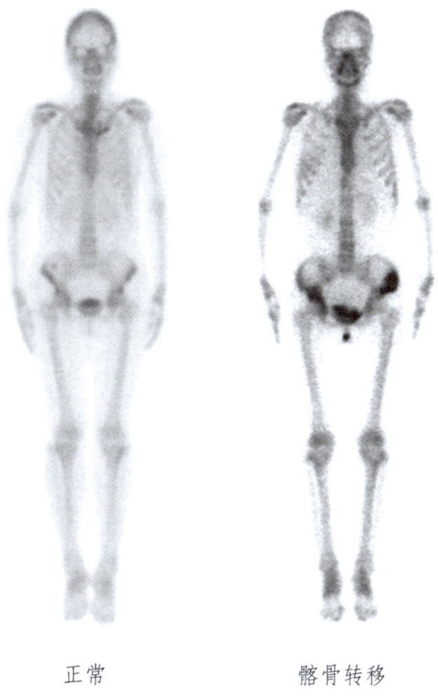

骨扫描

乳腺癌骨转移患者需要做哪些检查来评估病情呢？

临床检查骨转移最普遍的检查手段是骨扫描，但是骨扫描只能反映骨代谢，仅有筛查的功能，无法单独确诊骨转移，更无法评价药物治疗效果。PET/CT 能够反映肿瘤糖代谢情况，可以较敏感地发现肿瘤病灶，也是重要的骨转移检查手段。在乳腺癌骨转移病程中，因为破骨细胞和成骨细胞的活性交替变化，致使骨的代谢平衡倾向于骨吸收或骨形成。在评估骨转移的治疗疗效时，既需要评价肿瘤负荷，又需要评价骨结构改变。CT 的空间分辨率高，通过设置不同的窗宽窗位可同时反映肿瘤负荷和骨结构改变。磁共振成像的检查原理是体内氢原子的成像，对以脂肪和水为主的软组织具有很高的分辨率。因此，可以在骨皮质破坏之前发现髓质转移，也可以显示软组织的浸润范围，还可以判断转移的椎体有无脊髓压迫，以决定是否需要先行放疗或手术等局部处理。但是，磁共振成像最大的问题是无法分辨成骨转移还是溶骨转移。对乳腺癌单纯骨转移的患者，在治疗和随访中，单独依赖磁共振成像检查，容易忽视对骨质成分变化的观察。

乳腺癌患者确诊骨转移后该如何进行治疗呢？在根据分子分型及治疗线数确定了药物治疗方案后还需注意以下几个重要的治疗手段。

首先，遵循对晚期恶性肿瘤患者进行姑息治疗的基本原则，针对骨转移及其并发症等病情给予对症处理及最佳支持治疗。积极缓解肿瘤及骨转移所致躯体症状，提供心理及精神支持治疗，改善患者的功能状态和生活质量。其中，最重要的是镇痛药物治疗。骨疼痛是骨转移患者的主要症状，持续有效缓解骨疼痛是恶性肿瘤骨转移治疗的主要策略，可采用镇痛药、放射治疗、骨代谢改良药物等。

患者一旦确诊恶性肿瘤骨转移，建议开始骨代谢改良药物双膦酸盐治疗或地舒单抗治疗，情况允许时，建议用药 6 个月以上。对于仅仅 ECT 阳性疑似骨转移患者，不推荐常规给予双膦酸盐治疗。特别注意的是，这类药物有引起下颌骨坏死的风险，用药期间需特别注意不能进行拔牙这样的有创操作。

放射治疗是对骨转移疼痛最有效的治疗方法，可缓解骨疼痛，降低病理性骨折的风险，减缓照射区域病灶进展。但需要注意的是，放疗缓解骨疼痛需要一定时间（1～3 个月）才能见效。

外科治疗也是骨转移治疗的一个手段。但是对于多发骨转移患者，外科方式去除肿瘤组织不是主要目的，手术治疗的目的主要是解除脊髓或者神经的压迫，从而恢复运动系统功能，提高患者生活质量。

如何治疗乳腺癌患者的脑转移

乳腺癌是最常发生脑转移的恶性肿瘤之一。脑转移最常发生于 HER2 阳性和三阴性乳腺癌患者，轻症乳腺癌患者往往没有任何自觉症状。因此，对于分期较晚、复发转移风险较大的 HER2 阳性和三阴性乳腺癌患者，在治疗期和随访期都建议定期进行头颅 MRI 检查以进行脑转移的筛查。已经引起明显的颅内占位效应或者脑水肿的患者，往往会出现一些症状（如头痛、头晕、恶心、呕吐、视物模糊、站立不稳、肢体乏力及抽搐），严重时甚至会有神志异常，表现为嗜睡、昏迷。此外，乳腺癌神经系统的转移也包括了脊髓转移和软脑膜转移。脊髓转移主要表现在外周神经功能的异常，主要表现为疼痛和肢体乏力、感觉异常。软脑膜转移表现为颅内高压的症状（如头痛、恶心、呕吐），查体往往有脑膜刺激征的表现。乳腺癌患者发生脑转移的预后不佳，不进行积极治疗只有约 4 个月的中位生存时间，脑膜转移的患者预后更差，疾病进展更快。

很少一部分脑转移患者可以考虑手术治疗，通过手术将主要病灶切除后再进行药物治疗和放射治疗可以将这类患者的肿瘤控制较好。如果因为肿瘤病灶部位以及数目无法实现手术治疗，放射治疗进行局部控制是非常重要的治疗手段。

脑转移的药物治疗不仅需要考虑分子分型，也要考虑药物在中枢神经系统是否可以达到有效浓度。HER2 阳性乳腺癌抗 HER2 小分子酪氨酸激酶抑制剂更容易透过血脑屏障，其在颅内病灶达到一定浓度可以控制肿瘤生长。无论是吡咯替尼还是图卡替尼均在前期研究中表现出良好的颅内肿瘤抑制作用。大分子 ADC 类药物也表现出对颅内转移瘤的抗肿瘤作用，例如 DS-8201a 针对脑转移病灶也显示了较好的疗效。相对而言，HER2 不表达肿瘤药物治疗更多依赖于化疗。对于脑转移病灶能够起到一定疗效的药物主要有顺铂、氟尿嘧啶类、替莫唑胺等。

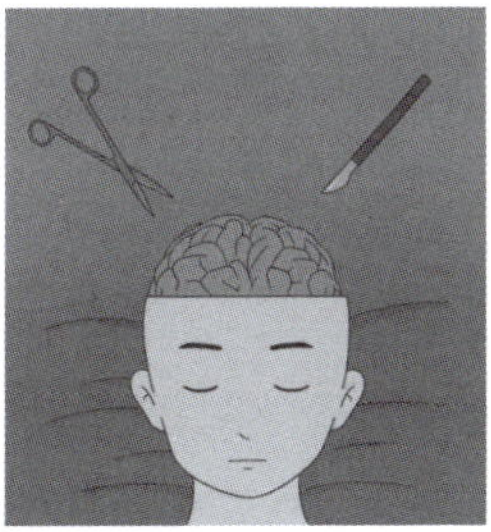

手术治疗

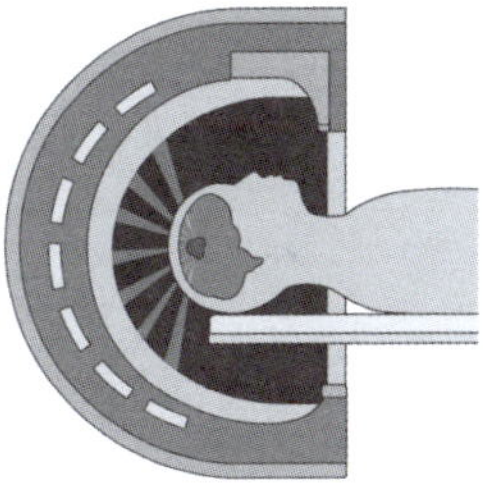

放射治疗

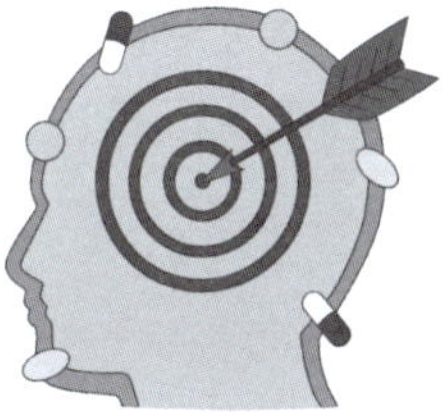

药物治疗

乳腺癌脑转移的治疗手段

此外，针对软脑膜转移的患者，近年来多项研究提示腰椎穿刺或者 Ommaya 囊置入行硬膜囊灌注治疗具有一定的疗效，是目前针对软脑膜转移患者的重要治疗方法。

第五章

康复与健康管理

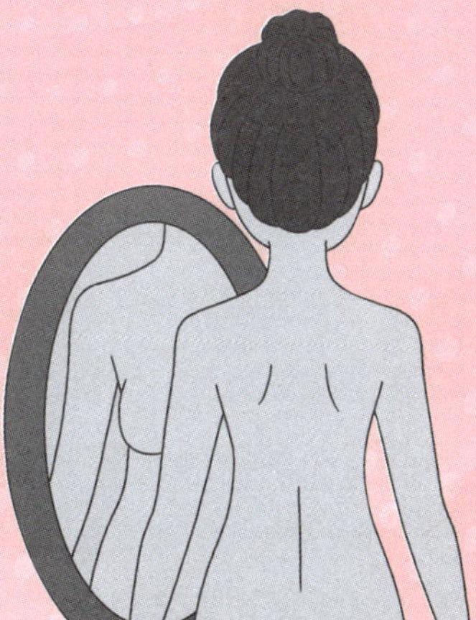

乳腺癌的治疗通常需要经历手术、放射治疗、化学治疗及靶向治疗等多个阶段，这些治疗过程可能需要数月或数年的时间。即使完成了治疗计划，乳腺癌也需要长期的随访和治疗。因此，对于乳腺癌患者而言，患乳腺癌并非意味着走到生命的尽头，而是需要通过治疗与调整生活方式来对抗肿瘤带来的不良影响，从而适应新的生活方式。越来越多的专家共识认为“需持续推进覆盖全生命周期的预防、治疗、康复和自主健康管理一体化的国民健康服务”。要把乳腺癌看作慢性病来治疗与管理，不仅要注重管理乳腺癌，还要重视患者在治疗过程中的并发症和其他突发情况。

如何进行术后引流管居家护理

乳腺癌患者的术后康复是手术后需要面临的第一个问题。外科医生会在患者胸骨旁或腋下常规放置 1 ~ 2 根创腔引流管，并连接一次性负压引流瓶，用于引流渗血、渗液，促进切口愈合，避免皮下积液或皮瓣坏死。通畅的引流管是术后早期康复的关键，被称为“生命之管”，其留置时间一般为 7 ~ 14 天。患者自身及其家属是患者带管恢复期间居家护理的主要参与者，保持有效引流可减少并发症的发生。那么，要如何做到有效引流呢？

进行局部伤口护理时要注意保持伤口敷料清洁干燥，每 3 ~ 4 天换药 1 次，直至拔管为止。换药时应观察伤口有无红、肿、热、痛、破溃、流脓及恶臭等表现，如有异常应及时就医。

胸部绷带加压包扎，松紧度以容纳一指为宜，若手指末端皮肤发绀伴皮温低、脉搏扪不清，提示腋部血管受压，应及时就医调整绷带松紧度，若绷带松脱滑动也应及时重新加压包扎。若患者术后 1 个月伤口未感染，引流管已拔除，可拆除皮肤缝合拉链及绷带。患者在带管期间应适当运动，避免剧烈运动牵拉伤口，影响愈合。需要定期至主诊医师门诊复查，尤其是出现伤口异常的情况时。

术后引流管需妥善固定于腰部，避免将引流瓶置于高于引流管口的位置，并按照要求在床上正确翻身及卧位转换。保持引流管在位、通畅，避免扭曲、受压、打折，维持有效负压，也就是压力阀处于压缩状态。

每天要观察引流液的性质，淡红或淡黄色都是正常的颜色，正常情况下引流液无血块。每日定时用记号笔在引流瓶上记录 24 小时引流量，引流量每日需小于 100mL。如果出现引流异常指征，包括但不仅限于引流液浑浊、乳糜色、有新鲜出血、引流量过大或突然无液体引流出并有局部胀痛不适感等，应及时就医。

意外脱管时，应使用纱布压迫引流管口，及时就医，注意切勿擅自复位管路。因为脱落的管道有可能被污染，如果再强行塞回有可能导致伤口感染进而带来严重不良后果。

如果连续 3 天引流液都小于 10mL，可考虑拔管。要记得定期门诊换药，如达到拔管指征可预约拔管。

乳腺癌患者如何进行术后复查

乳腺癌患者的术后随访可以帮助医生及时发现肿瘤复发转移征象，同时也能帮助医生评估患者整体健康状况。因此，需要根据乳腺癌术后复发的风险与规律来决定乳腺癌随访的频率。

乳腺癌患者术后随访频率

乳腺癌术后时间	随访频率
术后 2 年内	每 3 个月随访 1 次
术后 3 ~ 5 年	每 6 个月随访 1 次
术后 5 年以上	每年随访 1 次直至终身
如有异常情况	应当及时就诊而不拘泥于固定时间

其中，针对高危复发风险患者也可以加强随访复查。例如，针对Ⅲ期患者，可考虑将每 3 个月 1 次的复查延长至术后 3 年再进行复查。那么，随访检查包括哪些呢？首先，医生的面诊非常重要。详细询问病史及简单查体后，医生会对患者病情有基本了

解，此外还会予以安排部分检查。一般来说，每次复查会包括以下内容。

（1）抽血化验：血常规、肝肾功能指标、血脂。

（2）乳腺检查：乳腺、腋窝及颈部淋巴结超声或乳腺 X 射线摄影。

（3）肺部检查：胸部 X 线片或胸部 CT 检查。

（4）腹部检查：腹部超声或者 CT 检查。

（5）其他检查

1）骨扫描：有骨痛症状需排除骨转移，此外Ⅲ期乳腺癌患者建议每年做一次骨扫描。

2）乳腺 MRI：对于高度怀疑局部复发的乳腺癌患者以及有 *BRCA1/2* 胚系突变的患者需考虑进行乳腺 MRI 检测。

3）妇科超声：他莫昔芬口服期间每 6 个月左右检查 1 次，如果既往有子宫疾病或者卵巢可疑病变，可以增加监测频率。

4）骨密度和血维生素 D：芳香化酶抑制剂治疗期间每年 1 次，对于存在严重骨质疏松的患者可能需要每半年检查 1 次。

5）头颅 MRI：有神经症状的患者需排除脑转移，建议完善头颅 MRI 检查。

6）性激素：未明确绝经需要内分泌治疗的患者需要监测性激素。

值得注意的是，医生的问诊及查体对患者而言是非常重要的。医生会根据病情选择检查手段，因此有时候复查的内容往往并不局限于上述内容。患者每次复查时应主动将自己的不适告知医生。

乳腺癌患者出现哪些情况需要就医

绝大部分肿瘤患者在复发和转移的早期并没有明显的症状，残留肿瘤细胞发展成为可观察到的肿块可能需要 2 ~ 3 年，这在一定程度上使得一些患者发现复发或转移的时间较晚。除了症状和体征，还需要影像学检查或病理检查结果来确认乳腺癌患者的复发、转移情况。身体出现的一些症状体征虽不能作为确诊的依据，但对于发现复发和转移来说具有提示意义，乳腺癌患者应该对以下这几种情况给予重视。

（1）胸壁或者乳腺表面出现小疙瘩或者局部皮肤片状发红、发硬出现丘疹样改变；如有这样的发现需要及时就诊，这是提示局部复发的体征。

（2）腋窝、颈部摸到质硬无痛的包块；如果触摸有“砂粒感”或者腋窝或锁骨上窝有“饱满感”，不论是否有疼痛与不适，都应该及时就诊。这是提示淋巴结转移复发的体征。

（3）无明确诱因的咳嗽或迁延不愈的咳嗽；尤其近期没有发生感染性呼吸系统疾病却经常出现干咳、胸闷气短、呼吸困难等症状，建议及时就诊，接受胸部 CT 检查以排除肺转移可能。

（4）疼痛；是肿瘤转移的一个重要症状，疼痛可以发生在身体的各个部位。如果患者出现某一区域的持续性疼痛，应该及时到医院进行检查。例如骨骼、关节的持续性疼痛，且进行性加重，部位固定，夜间更明显；无故出现骨折，尤其出现病理性骨折，均提示骨转移的可能。右上腹肝区持续性的疼痛，可能还会伴有食欲不振、厌油、消化功能障碍等，严重时则会出现黄疸、腹水，提示肝脏病变可能。持续性头痛，可能很难与普通头痛区分开，视物模糊、恶心呕吐等症状除了药物治疗的不良反应外，也可能由脑转移引起，建议及时就诊。

（5）体重进行性下降：一般半年内体重下降大于10%需要及时就诊。

（6）肿瘤标志物持续升高：是肿瘤复发转移的一个可疑标志。目前临床上主要使用糖蛋白或蛋白类作为肿瘤标志物。尽管肿瘤细胞通常会分泌这些蛋白到血液中，但有时候它们并不具有特异性。例如，CA125是多种恶性肿瘤的标志物，但良性疾病如卵巢囊肿也可能导致CA125升高。一般来说，肿瘤标志物需要进行动态监测才有意义，单次升高不能说明肿瘤是否复发或转移。如果一次检测结果显示肿瘤指标升高，应咨询主诊医师，通过综合判断确定是否需要进一步检查或继续随访。如果肿瘤指标一次比一次升高，则应高度警惕。此外，如果治疗前升高的肿瘤标志物经过治疗已经下降或消失，但又出现持续升高，更需要引起警惕。以上只是复发转移的一些征象。

除了上述情况外，也存在很多其他需要就医的情况，如果在生活中遇到了不确定是否需要就诊，可以通过互联网医疗手段进行线上咨询。

如何应对乳腺癌患者的营养问题

1. 乳腺癌患者面临的营养问题 乳腺癌患者的营养问题不是单一的，而是错综复杂的，包括因摄入减少、吸收障碍或机体合成代谢能力下降导致的营养不足，因能量过剩导致的超重和肥胖，以及因疾病本身或癌症治疗导致的维生素和矿物质缺乏。对于不同原因引起的营养问题，需要进行针对性诊治以提高患者营养干预疗效。

（1）营养不足：乳腺癌患者通常具有较好的消化道功能，营养不良的发生率约为10%，且多为轻度。然而，在治疗过程中仍存在多种可能导致营养不足的因素，包括患者在化学治疗过程中常出现不同程度的消化道反应，影响进食量；药物对胃肠道黏膜的持续刺激，可能引起吸收障碍。此外，肿瘤本身也会使患者机体处于慢性炎症状态，而放射治疗又可能加重这种炎症反应，从而降低机体的合成、代谢能力。营养不良会对患者的治疗产生多方面的不利影响，如它会降低机体组织的修复能力，尤其是对于接受放射治疗的患者，可能导致放射线引起的皮肤损伤修复更慢、损伤更严重；营养不足常伴随贫血，造成全身细胞供氧不足，这不仅会降低化疗药物对肿瘤细胞的毒性作用，还会增加肿瘤细胞的耐药性，削弱药物的抗肿瘤效果。同时，营养不良还会降低患者对放化疗的耐受性，影响整体治疗效果。

（2）能量过剩：肥胖不仅是乳腺癌的重要危险因素，也是影响患者预后和生存的关键因素。研究显示，乳腺癌患者的超重或肥胖发生率高达66%，这显著增加了疾病复发和死亡的风险。值得注意的是，超过65%的患者在化疗后出现体重增加。这种情况的出现主要有两个原因，一方面，现代治疗手段能够有效控制化疗引起的恶心、呕吐等不良反应；另一方面，许多患者由于缺乏正确的营养知识，在治疗期间过度摄入高蛋白、高脂肪食物和营养补充剂。此外，治疗过程中的疲劳和疼痛往往导致患者减少体力活动，能量消耗降低。这种摄入增加而消耗减少的失衡，不仅会导致体重增加，严重者还可能引发血脂代谢紊乱等并发症。

（3）其他营养问题：除了上述两类常见营养问题外，患者还经常伴有维生素D缺乏、贫血、骨质疏松等，影响健康和生活质量。维生素D能够增加钙吸收，促进骨骼矿化，缺乏则会导致骨质疏松。接受雌激素治疗的乳腺癌患者往往存在维生素D缺乏。绝大多数化疗药物会引起恶心、呕吐及肝肾功能损害，影响活性维生素D的形成及胃肠道对钙、磷、镁、维生素D的吸收。此外，乳腺肿瘤治疗药物还会使患者体内雌激素水平迅速下降，导致维生素D与钙磷代谢障碍，打破骨吸收与形成的平衡。

综上所述，营养状态的变化对于放化疗疗效、疾病进展、康复进程和生活质量均有重要影响，因此营养管理在乳腺癌的全程诊治过程中至关重要。

2. 营养状况简易评估法

（1）体重指数：是评估人体胖瘦程度的常用标准，是目前国际公认的衡量人体肥胖程度的简便实用指标。体重指数（BMI）= 体重（kg）/[身高（m）]^2，其正常范围在 18.5～23.9kg/m^2。BMI 过低或过高均不是健康状态，分别代表营养不良与肥胖状态。

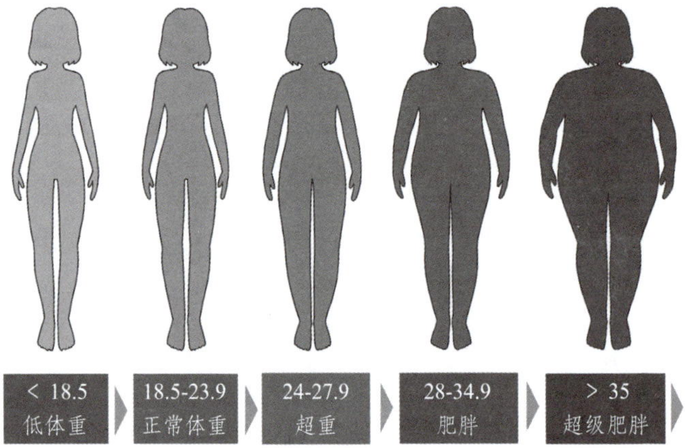

体重指数 BMI = 体重（kg）/[身高（m）]^2

体型示意图

（2）腰臀比：腰围和臀围的比值，是判定向心性肥胖的重要指标，女性腰臀比大于 0.8 即为向心性肥胖，表明脂肪堆积于腹部。

（3）握力：是用于评定肌肉功能减退的指标，使用握力器测量，低于 65 岁者握力小于 21.3kg，65 岁以上者握力小于 20.5kg 可判定为肌肉力量减退。

（4）血液学指标：临床上常用包括红细胞、免疫细胞相关指标及血清蛋白的含量等评估患者营养状态，还能衡量其合并症的情况。C 反应蛋白（C-reactive protein，CRP）和降钙素原（procalcitonin，PCT）也反映炎症严重程度，血清白蛋白（albumin，ALB）与炎症反应程度呈负相关关系。

（5）维生素 D 评价：维生素 D 水平可以通过静脉血采样来判断，小于 20ng/mL 表示缺乏，20～30ng/mL 表示不足，大于 30ng/mL 表示正常。

人体测量法简单易行、成本低，是应用较为广泛的评价营养状态的工具；患者需到医疗机构进行的人体成分分析和试验室测量结果更为精确。试验室指标则更为敏感，能快速反映患者营养问题，有利于医护人员尽早发现营养问题，进行营养干预，但是其应用场所较为局限，成本高、耗时长，且多为有创检查。因此，在实际临床诊疗中医生常结合人体测量指标，配合使用试验室指标。

3. 营养干预策略 首先，应该予以合理的营养成分的规划。能量和蛋白质是癌症患者最重要的营养供给指标。医学指南建议应根据每位患者的年龄、当前体重和身高进行单独评估，制订个性化的饮食方案，总体而言，建议摄入能量为 25～30kcal/（kg·d），蛋白质摄入量为 1.2～1.5g/（kg·d），存在严重消耗的患者，蛋白质摄入量可调整为 1.5～2.0g/（kg·d），同时营养需求也受到饮食、生活习惯、运动量、体重、肿瘤负荷状态及机体代谢状态等多种因素的影响，必要时需根据具体情况进行个体化的动态调整。以身高 160cm、体重 55kg 的术后辅助化疗患者为例，建议每日摄入谷类和薯类 250～350g，鱼肉和禽肉 200～300g，豆类及其制品 50g，新鲜蔬菜 300～500g，水果 200～300g，植物油 25～30g。

在考虑饮食模式时，大家更应注意进食的时机，在进食时错开化疗发生不良反应的时段有助于改善厌食的问题。患者易因化疗发生味觉改变，通过饮食改善患者的食欲，可以促进营养状态优化。通常，患者对甜味更加敏感，更喜欢温和、软质菜肴，烹饪方式以清蒸、水煮等少油、少盐、少糖的制作方式为主，忌油炸、烧烤、熏制等。增加水果、蔬菜、非精制谷物和低脂奶制品摄入量，适量摄入高蛋白食物包括瘦肉、家禽、鱼及豆类，减少摄入富含饱和脂肪、反式脂肪、胆固醇及添加盐和糖的食物，可提高乳腺癌患者的总体生存率。

体重增长是乳腺癌患者普遍存在的问题，其不仅造成患者形象改变，还会增加乳腺癌复发及罹患其他疾病的风险。营养过剩的患者需在客观评估后进行体重管理，如动态评估 BMI，积极进行体育锻炼，合理控制体重，选择高蛋白、低脂肪、低碳水的膳食模式。体重管理以维持健康体重（体重指数 18.5～23.9kg/m^2）为主要目标：每 2 周定时（早晨起床排便后空腹）监测体重 1 次并记录。超重者减重速度应小于每月 1.0～1.5kg，肥胖者减重速度小于每周 1.0kg。体重管理有赖于患者养成良好的生活习惯，提高健康行为能力，改善生存质量，对改善患者预后具有重要意义。

维生素 D 参与钙磷稳态、免疫系统、细胞增殖分化和心血管系统的调控等。维生素 D 的缺乏是影响骨健康的重要原因。阳光照射是维生素 D 的主要来源，饮食途径也可少量提供。可以通过增加日晒时间和户外活动频率，促进体内维生素 D 的代谢合成，在上午 9 ~ 10 点和下午 4 ~ 5 点时段里光照是储备体内维生素 D 的好时机，夏季可选择清晨或傍晚进行户外活动。饮食方面建议每日维生素 D 的摄取量达到 800 国际单位，若存在吸收不良或其他特殊情况导致维生素 D 代谢加速时，则需要在医生的指导下摄入更高剂量。另一方面，中老年女性还需要保证钙的摄入。饮食方面建议多食用酸奶、奶油干酪、发酵乳、牛奶和补充剂等以满足每日钙需求量（1 200mg/d）。富含 B 族维生素的食物也有助于防治骨折，例如选择三文鱼、乳类、禽肉、蛋类、杏仁及豆类等。咖啡因含量较高的食物则会加剧骨折风险，应限制食用。

4. 抗炎饮食 肿瘤与炎症存在密切相关性。肿瘤患者应采取抗炎饮食，避免或减少摄入促炎食物。患者可以通过调低炎症介质水平以及激活抗炎途径等方式发挥抗炎效应，也可通过调整肠道菌群，产生短链脂肪酸等方式间接产生抗炎效果，避免各种细胞因子（白介素、肿瘤坏死因子 TNF-α 和干扰素 γ-INF 等）在手术或化疗药物刺激状态下产生而导致的反复而持续的免疫反应，减少给机体带来的伤害。

常见的抗炎食物包括以下几类。

（1）蔬菜类：尤其是十字花科蔬菜，如羽衣甘蓝、卷心菜、西蓝花等。

（2）水果：尤其是浆果类，如蔓越莓、草莓、蓝莓及葡萄等。

（3）富含膳食纤维的食物：全谷物、豆类。

（4）富含多酚、黄酮的食物：绿茶、大豆等。

（5）香辛料：姜黄、生姜、肉桂、肉蔻、鼠尾草及大蒜等。

（6）富含 ω-3 型脂肪酸的食物：三文鱼、亚麻籽油、海藻油、葡萄籽油、菜籽油及坚果（如杏仁）等。

相反的，促炎饮食包括红肉、加工食品、高碳水化合物食品、高脂肪食品及一些高盐食品。

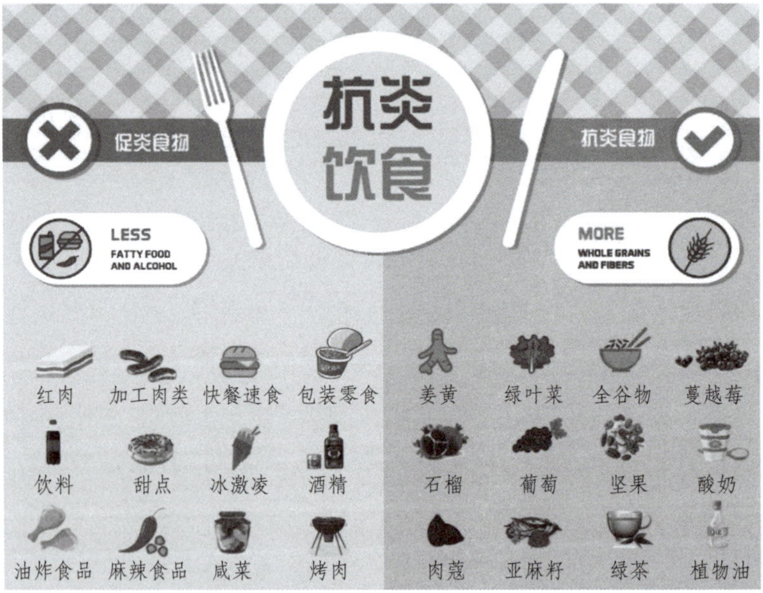

抗炎饮食

5. 对症饮食营养 淋巴循环受阻以及皮肤黏膜组织损伤等情况建议增加蛋白质和谷氨酰胺的摄入。《乳腺癌患者的营养治疗专家共识》认为口服谷氨酰胺可降低放疗引起的皮肤不良反应的概率。牛肉、羊肉等肉制品富含谷氨酰胺。此外，豆腐也含有丰富的谷氨酰胺。

食欲不振的患者可以在参考其饮食喜好与禁忌的基础上，选择清淡、易消化的高营养、高维生素的流食或半流食，少食多餐；选择安静柔和的进餐环境，尽量避免引起患者不适的气味和光线；适当增加饮食中抗氧化成分的摄入，缓解机体产生更多的炎症与氧化应激，如深绿色蔬菜（菠菜、青椒、蒜苗等）和深黄色蔬菜（胡萝卜、地瓜等）以及白萝卜等，在增强患者食欲的同时还可减轻便秘、口腔溃疡等不良反应。

放化疗期间往往会出现恶心、呕吐。清晨是全天最不易引起恶心的时间，应在清晨多进食，晚餐晚些吃；尽量在化疗前后 2 小时避免进食；餐后勿立即躺下，避免食物反流；呕吐频繁时，可短期内禁食待其好转。需根据患者实际情况，可延长禁食、禁水时间，再缓慢摄入少量流食；偏酸食物可缓解恶心。

失眠焦虑的患者可摄入富含色氨酸的食物，如香蕉、坚果、茄子、豆类、乳制品、鸡蛋及鱼肉等。

便秘与腹泻是常见的大便改变。建议保证食物多样化，增加粗粮的摄入以保证膳食纤维的供给；食用油选择芝麻、大豆等植物油和经常饮用品质好的绿茶；适当活动，在就餐前后适量散步。出现排便不畅可适当使用开塞露或乳果糖辅助排便。

服药和进餐时间保持一定间隔。饭后半小时口服化疗药物较好，待血药浓度达高峰时，已呈空腹状态，消化道反应会较轻。同时，应保证食物清洁和新鲜。

综上所述，多数乳腺癌患者需要对饮食习惯予以调整。保持健康的饮食习惯能够为良好的身体状况保驾护航。平常应避免吸烟饮酒，保证瓜果、蔬菜、肉类及蛋禽的均衡摄入，减少油炸食品、腌制食品、甜点的摄入，控制好体重。限制红肉和加工肉类、快餐和其他高度加工食品的摄入。限制或避免饮用含糖饮料。以上都是日常生活中需要注意的饮食建议。此外，当患者遇到营养问题时，还可以咨询营养师。

乳腺癌患者该如何进行运动

乳腺癌的发生与生活方式密切相关，有将近 1/3 的乳腺癌患者的发病与静坐、少动和体重超重直接相关。研究表明，乳腺癌术后科学运动、积极控制体重，使体重达到正常范围（体重指数为 18.5 ~ 23.9kg/m^2）可以有效促进康复，降低复发转移风险。《中国恶性肿瘤患者运动治疗专家共识》建议肿瘤患者在治疗期、间歇期及治疗后适量进行运动。经充分评估后采取合适的组合运动方式锻炼可以改善生活质量、降低复发转移风险，包括中等强度或较大强度有氧运动、涉及主要肌肉群的抗阻运动及柔韧性练习。

乳腺癌患者运动第一原则是避免不活动。开始运动这一行为本身就已经为康复走出重要的第一步。运动需注意以下几个重要原则：①运动以身体可耐受水平为基准；②运动强度评估可以以自我状态评估为主，也可以通过监测心率或根据是否出汗来判断。有氧运动是比较推荐的运动形式。已经完成放化疗等治疗的患者建议每周进行 2～3 次有氧运动，可以是 150 分钟中等强度运动或 75 分钟较大强度运动，或两者相结合。

如何判断运动强度呢？中等强度运动一般是指运动时可以交谈，但不能唱歌的强度。这一强度运动常见形式包括步行、跳舞、悠闲骑车、滑冰 / 旱冰、骑马、划船，以及打排球、羽毛球、网球等。此外，普通园艺活动（如松土壤、修剪树木、除草等）也可以达到这一运动强度。较大强度运动指说几句话就感觉呼吸困难的运动强度。常见形式包括慢跑、竞走、快速骑自行车、循环式负重训练、游泳、爬山、跳绳、有氧舞蹈、越野滑雪、踢足球及打篮球等。此外，重体力园艺活动（如挖、锄、搬运）、石工行业、木工行业活动及重体力活（如林业、建筑、消防活动等）都可以达到这一强度。

除了锻炼身体以外，还需要考虑如何通过运动帮助身体功能康复。以康复为目的的运动需从术前就开始计划。乳腺癌患者术前运动应该注意哪些问题呢？建议在手术前适当增加有氧运动（如快走、上下楼梯、慢跑等），这样可以有效地增强心肺功能，改善体质，并提高手术耐力。需要注意的是运动的程度要适度，以免过度疲劳。

患者术后应该如何运动呢？乳腺癌术后初期，可在床上行简单的踝泵运动（每个动作保持 10～15 秒，每天 5 组，每组 3 分钟）和直腿抬高运动（每分钟 15～20 次，每天 5 组，每组 3 分钟），这样可以预防下肢深静脉血栓的形成。等到患者可以下床活动时，可利用床栏练习单手起床，保持患侧上臂放松，减轻体位改变带来的疼痛，同时达到锻炼身体的目的。

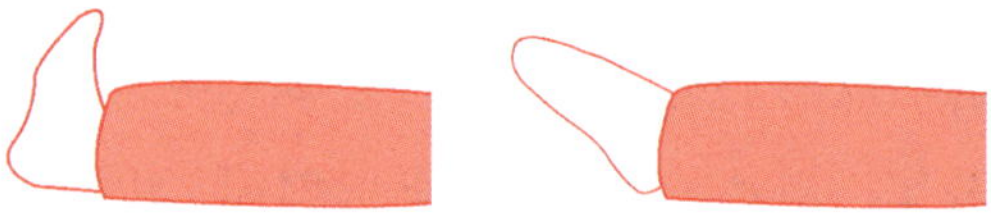

踝泵运动

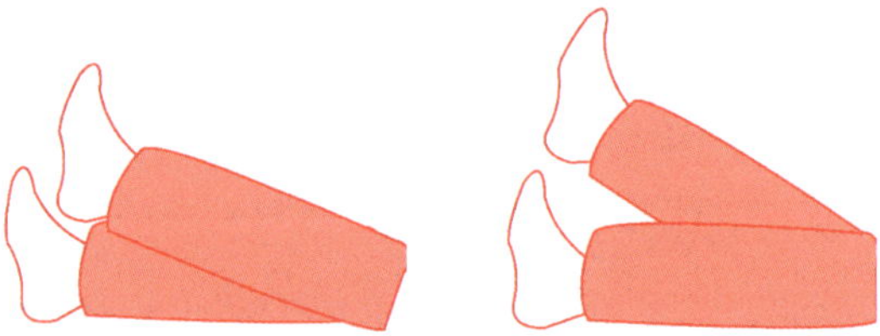

直腿抬高运动

全身性锻炼需要分时段进行。对于乳腺癌腋窝淋巴结清扫患者，在无疼痛感、疲劳感的情况下，可以进行功能锻炼。有效的功能锻炼能够帮助患者恢复双臂运动功能，预防淋巴水肿。可以按下图所示，根据不同阶段选择不同的锻炼操，建议每天练习 3 次，每次 10 ~ 15 分钟，每个动作重复 4 个八拍，动作幅度需要循序渐进，锻炼需要持之以恒。

早期康复操

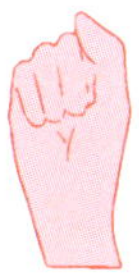

- 术后 24 小时
- 握拳运动术
- 双手呈握拳状

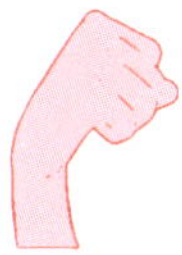

- 术后 48 小时
- 手腕运动术
- 上下活动配合内外旋转

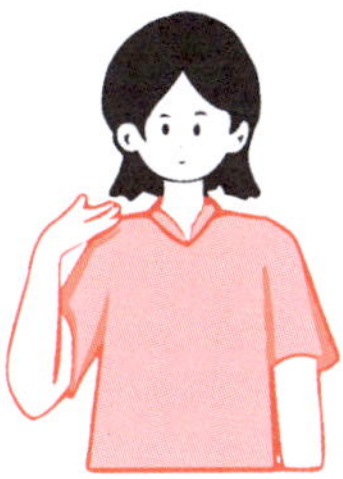

- 术后第 3 天
- 前臂运动术
- 双手有规律的屈曲和伸直运动

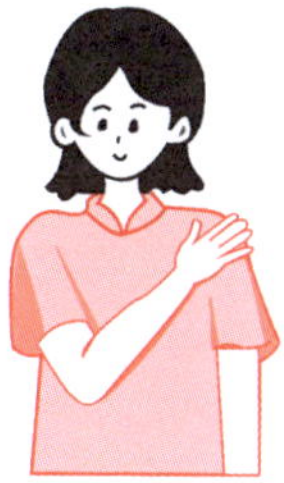

- 术后第 5 天
- 前部运动术
- 患侧手摸健侧肩，摸患侧耳，自然下垂

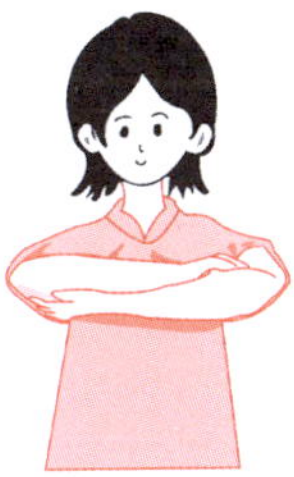

- 术后第 7 天
- 抱肘运动术
- 肘部抬高至胸前，手臂与地面平行

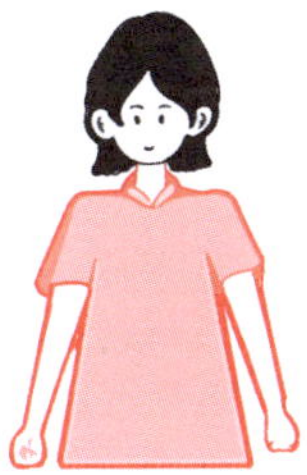

- 术后第 9 天
- 抬肩运动术
- 双肩前转和后转运动

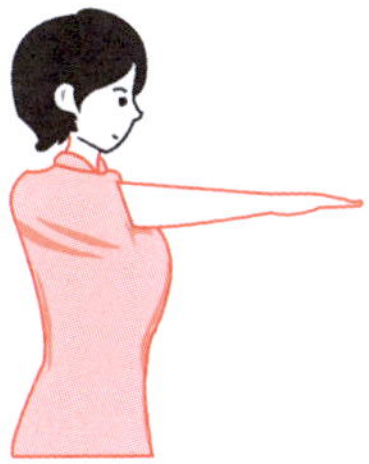

- 术后第 10 天
- 上臂运动术
- 上臂抬高与地面平行

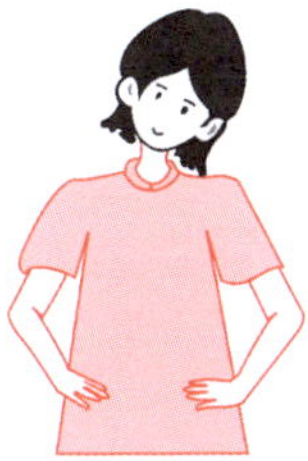

- 术后第 11 天
- 颈部运动术
- 头部前后左右双向旋转

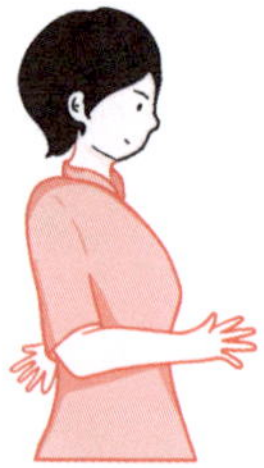

- 术后第 12 天
- 体展运动术
- 手臂屈曲放于胸前和背后左右交替

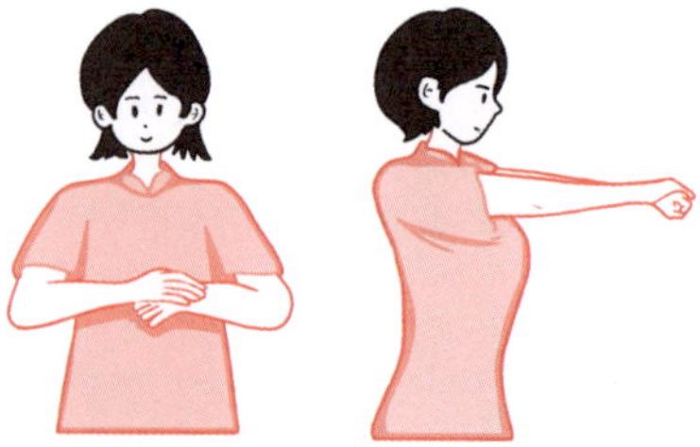

- 术后第 14 天至 28 天
- 抬肩运动术
- 健侧手握患侧手腕至胸前，前伸

中期康复操

术后 3 个月内，每日 1～2 次，循序渐进 量力而行

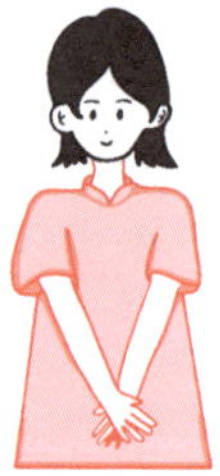

- 舒展运动
- 双手向两侧展开 45°左右手向斜下于腹前交叉重复

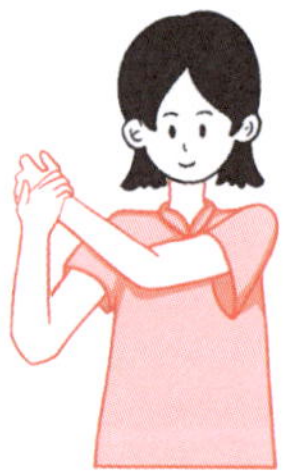

- 侧推拉运动
- 健侧手握患侧手腕至胸前平屈，向患侧推、健侧拉

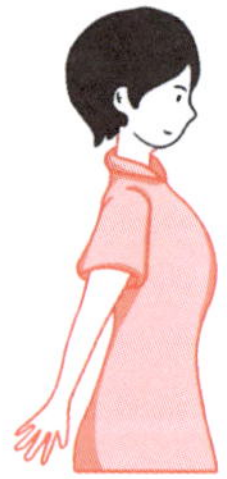

- 甩手运动
- 双前臂向前平举由前向下后方摆动，向前上摆至头后

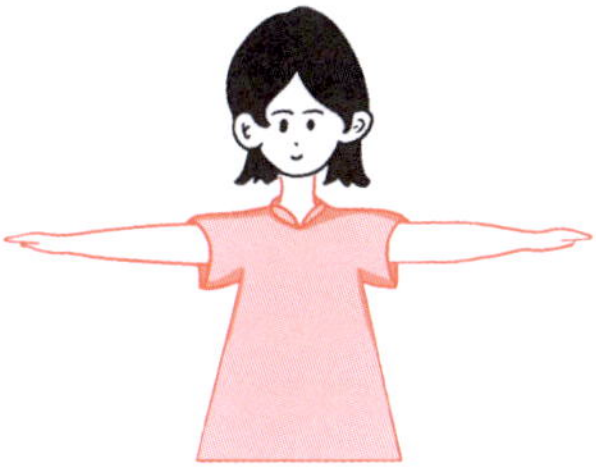

- 扩胸运动
- 两手抬至胸前平屈，向两侧用力展开，恢复平屈

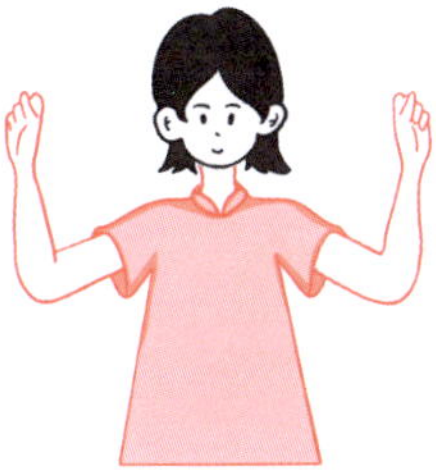

- 侧举运动
- 两手侧平举，屈肘与肩同宽，恢复侧平屈

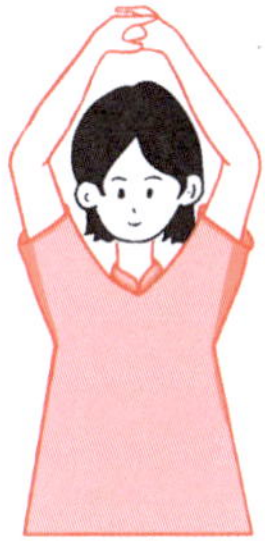

- 上举运动
- 健侧握患侧手腕至腹前拉至胸前平屈上举过头

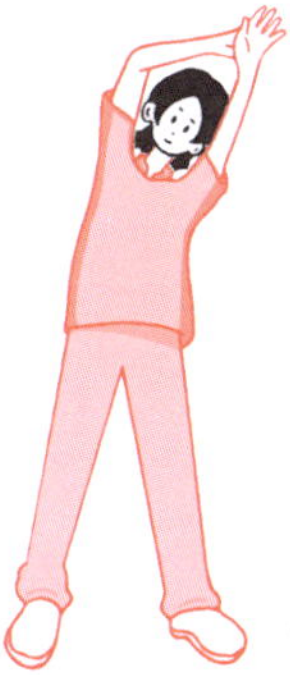

- 环绕运动
- 健侧握患侧手腕从胸前由患侧向上环绕上举再向健侧向下交替

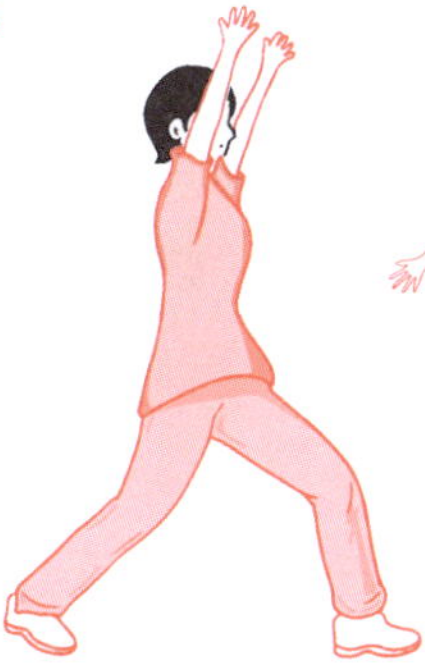

- 腹背运动
- 双手放至肩部向上侧举于头两侧弓步弯腰双手伸直下垂

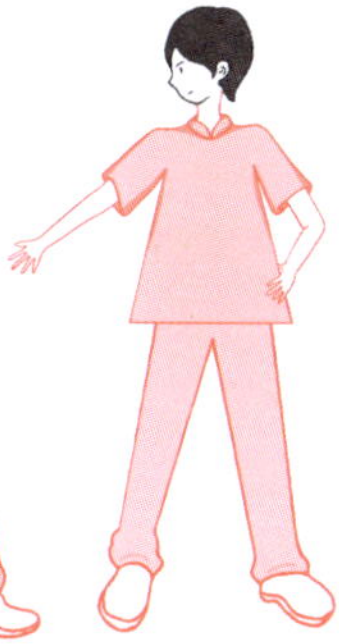

- 体转运动
- 双手臂上举一手叉腰目光随另一手向后移动旋转

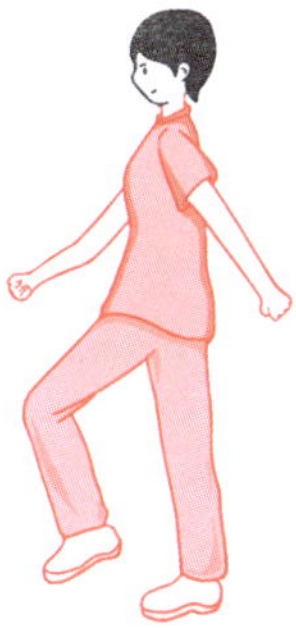

- 整理运动
- 原地踏步双手前后摆动

后期康复操

术后 3 个月后频率 每日 1～2 次，
循序渐进 量力而行

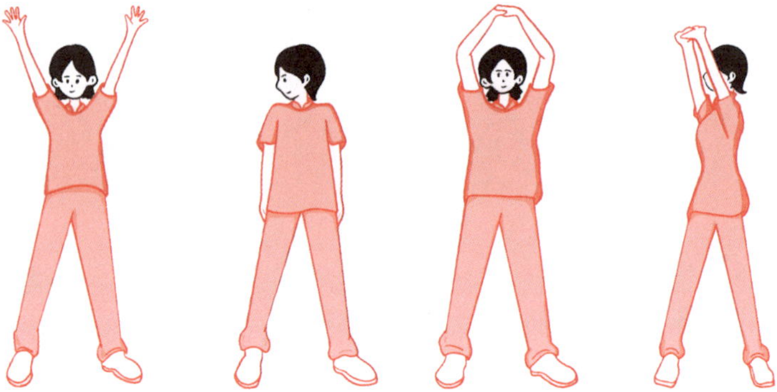

- 热身运动
- 脚与肩同宽，双手臂配合呼吸上下做环绕动作

- 甩头运动
- 左右甩头

- 抬头运动
- 低头双手抬至胸前抬头双手相撞举至头顶配合前后踮脚动作

- 伸臂运动
- 左右移动重心，手臂依次上升，配合抬头动作

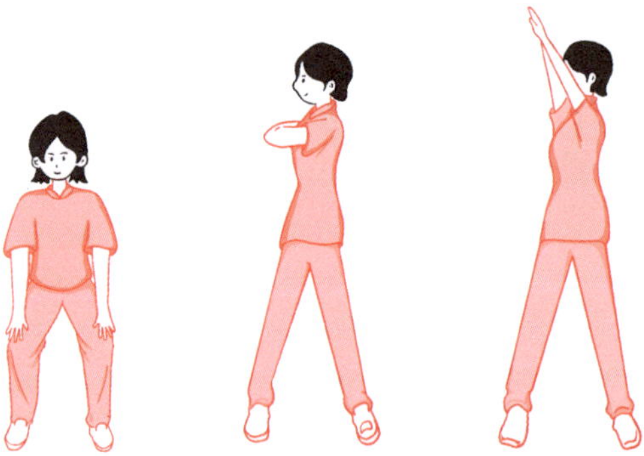

- 腰部运动
- 侧腰肌低头抬胸缓慢起立后双肩向后环绕

- 转腰运动
- 左右移重心转腰，手臂弯曲

- 双手臂大环绕
- 左右运动重心

康复操

拔除引流管后，可借助滑轮吊环训练器进行肩关节运动及肩背部肌肉力量锻炼，预防肌肉萎缩、瘢痕粘连以及肩关节功能障碍。滑轮运动建议每日进行 4 ~ 6 次，每次持续 10 ~ 30 分钟，以患者不疲劳、患肢不疼痛为宜。

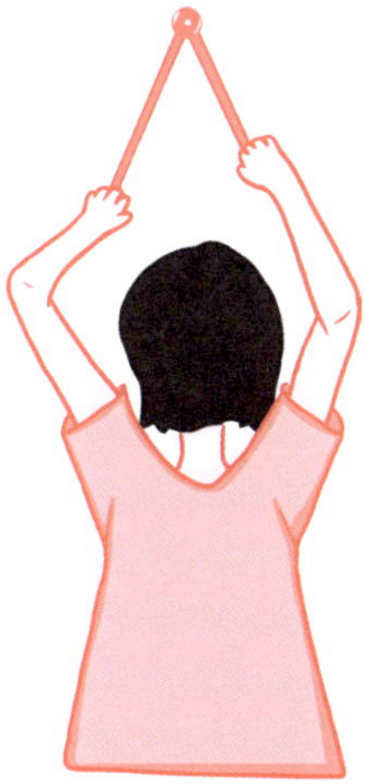

滑轮吊环训练器

此外，可以针对不同目标接受专业指导下的锻炼，包括抗阻运动和柔韧性训练。

（1）抗阻运动：需制订训练计划，最好在专业人员监督下进行，渐进式完成。建议每周锻炼 2 ~ 3 次。从小基数、低强度开始，循序渐进。自由重量、抗阻器械或自身体重的功能活动，如坐站转换。

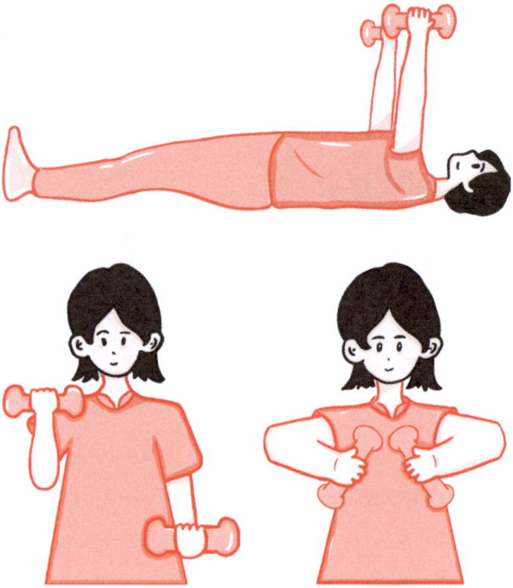

抗阻运动

（2）柔韧性训练：每周需要锻炼 2～3 次。需要注意的是，患者应以可耐受的强度进行锻炼，避免感到疼痛，并且在关节活动范围内进行。可采用静力性拉伸，保持 10～30 秒，最常见的如瑜伽练习。

在锻炼时，有一些重要事项需要注意。首先，如果正在进行化疗并使用了 PICC 导管，应避免导管接触泳池或其他公共水域，以防感染。在接受放疗时，应避免照射区域的皮肤接触含氯物质，如泳池水。治疗期间，建议进行中等强度的有氧运动，如步行、上下楼梯、慢跑和打太极拳等。这些运动在疾病稳定期可以帮助患者减轻焦虑、抑郁和疲劳，提高生活质量。对于合并糖尿病的患者，建议进行耐力性的有氧运动。合并高血压的患者应避免憋气和进行高强度运动。对于骨质疏松、骨转移和贫血的患者，应避免剧烈运动以防止骨折。合并心血管疾病的患者可以进行体力活动，同时结合身心放松训练。对于进行腋窝淋巴结清扫的患者，为预防患侧肢体淋巴水肿，需要密切注意上肢运动的力度，特别是避免长时间的负重运动。

综上所述，运动是乳腺癌术后康复的重要组成部分，安全有效的运动不仅为乳腺癌患者的肢体功能康复提供帮助，同时也是降低复发转移风险的好办法。

乳腺癌患者如何进行心理调适

除了身体康复，心理康复对乳腺癌患者也非常重要。乳腺癌的诊断及治疗相关不良反应普遍存在，易引起患者抑郁、焦虑、心理痛苦、不确定感、绝望等负性心理状态，严重影响患者的健康及生活质量。因此，需要采取积极措施，全面、有效地帮助患者认识情绪、管理情绪，以避免心理问题。

1. 正确认识负性情绪 首先，确诊肿瘤后大多数患者都会产生显著的负性情绪，这是普遍而正常的情况。正确接纳负性情绪，是改善病情的第一步，也是重要的一步。那么，确诊肿瘤后，通常会产生怎样的负性情绪呢？以下是一些常见的心理变化。

（1）惊愕和否认：刚获知诊断的患者可能会感到震惊和难以置信，可能会拒绝接受这个事实，并试图否认疾病的存在。

（2）情绪波动：肿瘤诊断可能引起情绪的剧烈波动，包括焦虑、恐惧、愤怒、沮丧、绝望和悲伤等。

（3）自我身份的改变：肿瘤诊断可能导致个人身份的改变，他们可能会感到无助、无能为力和失去控制感。

（4）社交和人际关系的变化：肿瘤诊断会对社交和人际关系产生影响，患者可能会感到孤立和被隔离，同时也可能感受到来自他人的不理解。

（5）忧虑和恐惧：患者可能会担心治疗的效果、生存率、未来的健康状况以及对家人和朋友的影响。

这些负面情绪是大多数患者在疾病过程中都可能经历的正常反应。能够认识并接纳这些情绪就是一个重要的进步。在此，有两点尤为重要：①患病并非任何人的过错或选择；②积极正确的心态是战胜疾病的重要力量。罹患肿瘤只是人生路上的一个意外插曲，自己永远都是值得被关爱和照顾的。当下最重要的是以建设性的态度面对这个挑战。如果发现自己难以调适心理状态，请不要犹豫，应及时寻求专业的心理咨询。通过专业人士的持续辅导，您可以逐步走出心理阴霾，重拾生活的信心与希望。

心理师评估抑郁和焦虑状态经常用到一些量表。这些量表在日常生活中也可以帮助我们自己判断是否需要寻求医生的帮助。

以下是抑郁量表关注的问题，如果有多个问题是肯定答案就建议咨询专业医生。

◇ 做事时提不起劲或没有兴趣。

◇ 感到心情低落、沮丧或绝望。

◇ 入睡困难、睡不安稳或睡眠过多。

◇ 感觉疲倦或没有精力。

◇ 食欲不振或吃得太多。

◇ 觉得自己很糟糕，或觉得自己很失败，或让自己/家人失望。

◇ 对事物专注有困难，例如阅读报纸或看电视时不能集中注意力。

◇ 动作或说话速度缓慢到别人已经觉察；或正好相反，烦躁或坐立不安、动来动去的情况更胜于平常。

◇ 有不如死掉或通过某种方式伤害自己的念头。

2. 有效管理情绪 在认识自己的情绪之后，如何调整自己的情绪问题呢？有多种不同方式可以调适。

第一种方式：哭。选择一个没有人的地方，让自己大哭一场，哭的时候可以放开声音。

第二种方式：笑。心理学研究中有一种“心理假动作”，就是让我们刻意的行为反作用于内在的情绪感受，当我们有意识地练习笑时，情绪也能以一种积极、自然而然的方式释放出去。

第三种方式：梦。白天压抑下来的细微情绪，在梦中以独特的隐喻或故事的方式呈现出来，提醒我们需要关注自己的心理状态了。

第四种方式：文字、图画。可以写日记，写完后保存下来，过几天再拿出来看看，思考当时的自己为什么会有那样的情绪，以及在这些情绪下会产生怎样的想法。文字的表达方式可以是直接用情绪的名称来表达，如“我很伤心 / 生气 / 失望”；也可以是用描述句来表达，如“我的心里七上八下的，我感觉有一千只蚂蚁在爬”；还可以描述你想做什么来表达情绪，如“我真想从这里跳下去，我是想大声哭，我想把它臭骂一顿”。

第五种方式：将情绪转化。选一首符合当下心情的歌曲演唱，或者向朋友、闺蜜倾诉。也通过运动释放情绪，如打太极拳、练瑜伽。

第六种方式：呼吸冥想。通过冥想感知自己的思绪，将注意力集中在呼吸上，同时在呼吸的过程中感受身体。

3. 寻求外部帮助，积极面对心理问题 日常生活中，患者可以通过多种方式增进对疾病的了解，从而消除因未知带来的恐惧。例如，积极参与健康教育活动、阅读可靠的医学科普资料、观看专业的科普视频等。在就医过程中，患者应与医生保持良好的沟通，同时可以参与社区、乡镇等基层医疗机构组织的科普活动，也可以寻求个案管理师和社工的专业帮助。

心理治疗是另一种有效的支持方式。专业的行为心理治疗运用科学的心理学理论和方法，能够帮助缓解症状，减轻心理压力和身体不适。其中，放松训练尤其有效，可以帮助改善焦虑、抑郁、失眠、饮食困难和疼痛等问题。通过呼吸训练、肌肉放松和意识放松等方法，不仅能增强患者对疾病的掌控感，还能提升整体治疗效果。

家人和朋友的支持更是康复路上不可或缺的温暖力量。家属可以通过安排固定时间陪伴，与患者一起散步、锻炼、聊天或进行娱乐活动。在日常交流中，要耐心倾听并解答患者的疑虑，及时疏导其心理困扰。与患者沟通时，应保持真诚和热情，避免敷衍或欺骗，可以采取温和积极的方式，以鼓励和支持为主。同时，家属之间也可以多交流照护经验，通过组织团体活动等方式互相学习和支持。

乳腺癌患者如何提高免疫力

免疫系统能为机体防御病原体和其他外来物的威胁，还具有识别和清除肿瘤细胞的作用。其中，抵御病原微生物及其毒性产物侵犯的能力称作免疫防御功能；而识别、杀伤并及时清除体内突变细胞，防止肿瘤发生的能力则为免疫监视功能；及时识别和清除体内衰老、坏死和癌变细胞的能力，称为免疫自稳功能。如何通过调节自身免疫系统的监视与自稳功能，降低乳腺癌复发风险是目前临床科学家正在努力攻克的问题。

对于术后肿瘤患者而言，机体抗肿瘤的免疫监视的机制非常重要，是预防复发转移的重要因素。其机制十分复杂，涉及多种免疫成分，主要包括细胞免疫和体液免疫机制，同时这两方面机制不是孤立存在和单独发挥作用的，一般认为，细胞免疫是免疫监视的主力，体液免疫起协同作用。抗肿瘤细胞免疫具有 7 个环节，即肿瘤抗原释放、肿瘤抗原呈递、启动和激活效应免疫细胞、免疫性细胞向肿瘤组织迁移、肿瘤组织免疫细胞浸润、效应免疫细胞识别肿瘤细胞及清除肿瘤细胞。保证这 7 个环节高效有序地完成是提高肿瘤患者的免疫功能的重要措施。如何提高和维护肿瘤患者机体免疫力是保证肿瘤患者机体免疫监视的重要内容。

免疫系统并不是一个简单的器官系统，而是一个极其复杂、精密又相互调节的系统。免疫系统要发挥良好的作用，需要协调各部分之间的数量上和功能上的平衡与和谐，而不仅仅是加强某一项的功能。维护肿瘤患者机体免疫力需要饮食、运动与睡眠多个方面相结合。人体免疫力与日常整体营养平衡十分密切，若能足量却不过量地补充热量和营养素，尤其是在补足热量的前提下补充足量的优质蛋白质、足量的膳食纤维，免疫力可以提高。饮食提高免疫力需要靠日常积累，是确保免疫力充足的前提。如果肿瘤患者营养不良，其胸腺体积也会缩小、重量减轻，细胞数目减少，脾脏和淋巴结的大小、重量、组织结构、细胞密度和成分同时也会随之出现退行性改变。肠道菌群在调节免疫系统功能中发挥着重要作用。通过补充膳食纤维，为肠道菌群提供“营养底物”，助力肠道菌群平衡，也可减轻机体炎症反应、改善自身免疫性疾病、维持肠道屏障和介导肠道病原体的定植抗性，从而增强宿主的健康。其次，良好的睡眠同样是提高免疫力的有力保障。时间太短或太久都不适合。成年人每天应保证 7 ~ 9 小时睡眠，其中有 1 ~ 2 小时的深度睡眠为宜。睡眠习惯是良好免疫力的基础，有规律的起居习惯有助于维持身体的生物钟，减轻压力和焦虑，促进免疫系统的正常运作。此外，适当的有氧运动也同样重要。运动有助于促进血液循环、增强心肺功能和减轻压力，帮助减少慢性炎症，提高免疫系统的效率，并促进免疫细胞的活跃程度。

静脉输注丙种球蛋白是短期内改善免疫的有效方法，但是适用于重症感染这种短期病程，在抗肿瘤免疫方面未见明确疗效。采用注射胸腺肽的做法提升肿瘤患者免疫力，部分研究提示可能具有一定疗效，但是未获得定论。现实情况中，提高肿瘤患者免疫力没有“神药”。因而，最为有效的提高免疫力的法宝就是营养、运动与睡眠。

乳腺癌患者如何从中医药治疗中获益

乳腺癌属于中医“乳岩”的范畴。长期的中医实践已证实，中医药治疗可以改善乳腺癌患者的症状，在治疗阶段发挥中医辨证论治的特点，协同西医治疗，促进术后恢复，减轻放疗、化疗、内分泌治疗、分子靶向治疗和分子免疫治疗的不良反应，并增加其疗效，调节患者的免疫功能和体质状况，防治肿瘤治疗相关的并发症，预防复发转移，提高生存质量，还可能延长生存期。因此，中医治疗是乳腺癌治疗的重要辅助手段。

中医药以扶正、祛邪为治疗总则，涵盖抗肿瘤治疗的全周期（即早期、巩固期、晚期），主张“分期辨证”治疗。

1. 早期治疗 早期，即抗肿瘤治疗期，包括围手术期、围化疗期和围放疗期：在新诊断乳腺癌后，多采用以手术、化疗、放疗等治疗为主的阶段。此阶段中医药治疗的目的为扶助正气，减轻不良反应。

（1）针对乳腺癌患者术后出现的上肢淋巴水肿、皮下积液，应以益气活血、利水消肿策略为主，可以口服中药利水消肿，采用针刺通络、艾灸温通，以及通过中药外洗活血通络等。

（2）针对患者术后焦虑，可以通过中药口服、针刺、耳穴压豆等手段安神定志、疏肝解郁。

（3）患者术后及化疗期出现恶心、呕吐，可以通过降逆止呕、健脾和胃改善胃肠道不适，可以采用耳穴压豆、揿针、艾灸及穴位贴敷等手段。

（4）患者出现化疗相关骨髓抑制与疲乏，可以通过中药口服、艾灸等手段补气养血；出现化疗相关周围神经损伤可以采用中药外用、针刺等手段活血通络。

（5）患者出现放射性皮肤损伤，可以采用中药外洗、中药湿敷等手段燥湿收敛；出现放射性肺损伤，采用中药内服等手段补气养阴。

（6）患者出现内分泌治疗相关骨关节症状，包括骨关节疼痛、僵硬和肌痛等，可予针灸缓解疼痛，中药外敷补肾强骨、通络止痛等。

2. 巩固康复治疗　巩固阶段指乳腺癌初次诊断后经过系统治疗达到临床完全缓解后，中医在整体观念的指导下进行辨证论治，治病求本。通过改善“土壤”微环境，扶助正气，增强免疫力，预防转移。根据患者不同的证型，可以采用中药口服益气扶正治疗，调节体质和情绪。同时，还可以辅以中医导引术来强身健体。

3. 晚期治疗　复发转移阶段的乳腺癌需接受全身治疗为主的综合治疗，这个时期可以加入中医药治疗提高患者的治疗耐受性从而改善患者的症状体征。本阶段中医治疗强调在辨证论治的基础上，注重扶正气、辨局部，以达到改善症状、延长生存期、提高生活质量的目的。这一阶段主要治疗手段包括口服中药、针灸或艾灸等。

选择中医药辅助治疗时需注意以下事项。

（1）应在正规专业的医疗机构就诊并开具中药处方，以避免不当用药可能导致的肝损伤等风险；同样，进行针灸、艾灸等非药物治疗时也需选择正规专业的医疗机构，以确保治疗安全。

（2）服用中药前，患者需要明确了解服药时间、频率、药物温度要求及具体剂量，并在用药期间密切关注身体反应和症状改善情况，及时向主治中医师反馈。

（3）对于外用中药，患者使用前应保持患处皮肤清洁干燥，必要时进行局部清创后再使用；用药后如出现局部灼热感、皮肤发红、瘙痒或刺痛等症状，应及时向医师报告；若出现头晕、恶心、心慌或气促等全身症状，则需立即停止用药，采取相应处理措施并及时就医。

（4）在接受针灸治疗时，患者应避免情绪激动、受到惊吓、过度疲劳、极度饥渴或饮酒后等状态，以确保治疗效果和安全性。

乳腺癌患者可以生育吗

目前没有临床数据相关证据显示生育会降低乳腺癌患者的预后，但在选择是否生育及何时生育时，必须充分考虑患者疾病复发的风险以及治疗对后代的影响，因而医患之间要有充分的沟通。关于乳腺癌患者生育还有一个需要考虑的重要问题就是肿瘤遗传因素。生育期乳腺癌女性是家族遗传性乳腺癌高危人群，因而建议进行遗传性肿瘤咨询后再考虑是否生育。一般而言，以下情况可考虑生育。

（1）乳腺原位癌患者手术和放疗结束后。

（2）淋巴结阴性的浸润性乳腺癌患者手术后至少满 2 年。

（3）淋巴结阳性的浸润性乳腺癌患者手术后 5 年。

（4）需要辅助内分泌治疗的患者，至少在受孕前 3 个月停止内分泌治疗（如戈舍瑞林、亮丙瑞林、他莫昔芬等），直至生育后哺乳结束，再继续内分泌治疗。

全身治疗尤其是化疗对于卵巢功能具有明显影响，部分绝经前或者围绝经期患者会在化疗后闭经甚至绝经。因此，如有生育意向的患者务必在化疗前与医生讨论并考虑采取生育功能保留的相关措施。目前，比较可靠且较为广泛使用的生育功能保留手段包括胚胎冻存、冻卵、低温保存卵巢组织等。待化疗结束度过复发高危期后再予以复苏并启动生育流程。对于生殖细胞冻存的流程与注意事项需要咨询生殖医学专业医师。此外，使用促性腺激素释放激素类似物（戈舍瑞林、亮丙瑞林等）在化疗期间通过将卵巢功能冻结以保护卵巢功能有部分循证医学证据证实，但是相关疗效仍然有待提高。

乳腺癌患者如何维护血脂健康

1. 血脂健康对于早期乳腺癌患者的重要性 心血管疾病是超越恶性肿瘤的更为常见的女性死亡原因之一。乳腺癌患者无论是肿瘤自身的原因还是治疗的原因，卵巢功能减退或抑制和化疗及内分泌治疗等多重因素的影响会使雌激素水平明显下降，这些可能导致血脂异常升高，代谢紊乱，心血管疾病（cardiovascular diseases，CVD）的风险显著增加。血脂相关 CVD 事件已成为绝经后早期乳腺癌患者首要死因。乳腺癌治疗后长期生存者在治疗过程中发生心脏损伤事件是正常人的 8 倍。及时发现心血管疾病隐患并且及早介入是避免致死性心肌损害的关键。早期乳腺癌急病治疗期及慢病治疗期康复阶段，均应包括血脂检测及心血管检查。

血脂是血液中胆固醇、甘油三酯和类脂（如磷脂）等的总称，与临床密切相关的血脂主要是胆固醇和甘油三酯。血脂异常通常指各种原因导致的血浆中胆固醇和 / 或甘油三酯水平升高的一类疾病，俗称高脂血症。高密度脂蛋白胆固醇（HDL-C）是“好”的胆固醇，其促进胆固醇从外周组织移去，转运胆固醇至肝脏或其他组织再分布；而低密度脂蛋白胆固醇（LDL-C）是“坏”的胆固醇，其是胆固醇的主要载体，可将胆固醇运送到血管并沉积在血管壁上，造成动脉粥样硬化。虽然“坏”，但它也是观测血脂变化最重要的指标。“坏”胆固醇与动脉粥样硬化的发生密切相关，随着血管壁上沉积着的“小斑块”逐渐增多、增大，动脉壁会变硬、变厚，动脉变细，整个动脉失去弹性，血流变慢，严重时堵塞血管、中断血流，这种情况发生在心脏，就会引起冠心病；发生在脑，就会出现脑梗死。

2. 乳腺癌患者血脂问题的特殊性 与健康女性相比，乳腺癌患者的各项血脂指标都升高了，这是一个不利的情况。此外，月经状态与血脂问题也有关系。相较于同龄的非绝经女性，绝经后的女性患冠心病的风险将增加 2 ~ 3 倍，这与绝经后女性血脂异常发生率明显上升有关。对于 Luminal 型乳腺癌患者而言，我们通常会通过药物提前抑制月经来治疗肿瘤，芳香化酶抑制剂的应用也会使血脂升高，从而增加心血管问题的风险。因此，乳腺癌患者应特别关注血脂健康。

3. 如何监测与控制血脂 正确监测血脂需做到空腹 12 小时以上，晨间取血，取血前禁含咖啡因的饮料及剧烈运动，尤其需注意的是，对于不同的人群，血脂的适当水平和升高的判断标准不同，启动降血脂药物治疗的血脂水平和治疗目标也有所不同。故血脂水平的评估不能单纯依据化验单上升或下降的箭头，而应根据个体的状况，判断个体化的降脂目标。一般而言，中国 18 岁及以上的成人大部分为冠心病低危人群，LDL-C 小于 3.4mmol/L 可以认为是合适水平，但 LDL-C 小于 2.6mmol/L 才是理想水平。既往发生过心脑血管疾病事件属于动脉粥样硬化性心血管疾病超高危人群，此外，如果存在糖尿病、慢性肾脏疾病、高血压以及吸烟等不良习惯都会使发生动脉粥样硬化性心血管疾病的风险显著增加。而针对这部分冠心病风险较高的人群，仅将 LDL-C 降至 3.4mmol/L 显然是没有达标的，建议降至 2.6mmol/L 以下，超高危人群甚至建议降至 1.8mmol/L 以下。

中国冠心病一级预防低危人群主要血脂指标的参考标准

分类	TC/ $mmol\cdot L^{-1}$	LDL-C/ $mmol\cdot L^{-1}$	HDL-C/ $mmol\cdot L^{-1}$	TG/ $mmol\cdot L^{-1}$	非HDL-C/ $mmol\cdot L^{-1}$	Lp(a)/ $mg\cdot L^{-1}$
理想水平	—	< 2.6	—	—	< 3.4	—
合适水平	< 5.2	< 3.4	—	< 1.7	< 4.1	< 300
边缘升高	≥ 5.2 且 < 6.2	≥ 3.4 且 < 4.1	—	≥ 1.7 且 < 2.3	≥ 4.1 且 < 4.9	—
升高	≥ 6.2	≥ 4.1	—	≥ 2.3	≥ 4.9	≥ 300
降低	—	—	< 1.0	—	—	—

注：TC，总胆固醇；LDL-C，低密度脂蛋白胆固醇；HDL-C，高密度脂蛋白胆固醇；TG，甘油三酯；Lp（a），脂蛋白（a）。参考标准仅针对 ASCVD 一级预防低危人群。表中所列数值是干预前空腹 12h 测定的血脂水平。—：无。

在化疗或内分泌治疗期间，需对患者血脂及心脏功能进行充分评估。对于有血脂异常和 CVD 风险的患者，应尽可能选择对心血管不良反应较小的药物，以提前防控由治疗带来的不良反应所造成的伴随疾病的风险。如果诊治过程中出现血脂异常、颈动脉斑块和心血管疾病，建议前往心血管病专科诊治，进行更为精准的治疗。

4. 如何改善血脂健康 为了改善血脂健康，首先我们推荐采取健康的生活方式。这包括戒烟和避免吸二手烟，增加水果和蔬菜的摄入量，选择全谷物或高纤维食物，每周至少吃 2 次鱼，同时限制饱和脂肪酸、反式不饱和脂肪酸、胆固醇、酒精和糖类的摄入。此外，通过运动、控制饮食和进行行为训练，可以维持或减轻体重，使体重指数保持在正常范围内。每周至少坚持 150 分钟中等强度的有氧运动。绝经后女性应每周至少进行两次肌肉张力锻炼。当然，当生活方式干预不能达到降脂目标时，应考虑在医生的指导下加用降血脂药，并且长期规律随访血脂水平及药物不良反应。

如果仅进行生活方式干预的患者，最初 3 ~ 6 个月应复查血脂水平，如血脂控制达标，则继续进行生活方式干预，每 6 ~ 12 个月复查 1 次；之后每年复查 1 次。如果需要服用降血脂药来控制血脂，对于首次服用降血脂药物者，用药 4 ~ 6 周内复查血脂、转氨酶和肌酸激酶水平。血脂达标且无转氨酶和肌酸激酶升高，可以逐步改为 6 ~ 12 个月复查 1 次；如治疗 1 ~ 3 个月后，血脂仍未达标，需及时调整降血脂药的剂量或种类，或联合应用不同机制的降血脂药，并在调整后 4 ~ 6 周内复查。

乳腺癌患者如何远离代谢综合征

除了单纯的血脂问题以外，代谢综合征（metabolic syndrome，MS）也是乳腺癌患者需要重视的健康问题。MS 是以肥胖和胰岛素抵抗为中心的多种代谢性危险因素在个体内集结的状态，主要包括肥胖、高血糖、高胰岛素血症、血脂异常和高血压等代谢性疾病状态。具有以下 5 项危险因素中的 3 项及以上者可诊断为 MS。

1. 腹围升高 不同地区或种族的人群标准不同，中国人群为女性大于等于 80cm，男性大于等于 85cm。

2. 甘油三酯升高 甘油三酯（triglyceride，TG）大于等于 1.7mmol/L，或已确诊并治疗者。

3. 高密度脂蛋白胆固醇降低 男性高密度脂蛋白胆固醇（high density lipoprotein-cholesterol，HDL-C）小于 1.03mmol/L，女性 HDL-C 小于 1.30mmol/L，或已确诊并治疗者。

4. 血压升高 收缩压大于等于 130mmHg（1mmHg = 0.133kPa）和/或舒张压大于等于 85mmHg，或已确诊并治疗者。

5. 空腹血糖升高 空腹血糖（fasting plasma glucose，FPG）大于等于 5.6mmol/L，或已确诊并治疗者。有报道，中国成年人（年龄在 18 岁及以上）代谢综合征的年龄标准化发病率为 18.2%。

代谢综合征与乳腺癌的发生和预后密切相关，乳腺癌患者伴有较高比例的代谢综合征。纠正代谢障碍将有利于改善患者的生活质量和提高预后。因此，应加强对乳腺癌患者代谢综合征的筛查和诊治，通过有计划地调整生活方式、改变饮食习惯、参加体力劳动等对患者进行管理，必要时给予相应的药物治疗可降低或控制代谢综合征的发生和发展，有助于改善患者的预后。

乳腺癌患者如何保持骨健康

关注乳腺癌患者的骨健康不只关注骨转移问题，还应包括骨质疏松和骨关节病等。骨质疏松是一种以骨量低下、骨微结构破坏、骨脆性增加、易发生骨折为特征的全身性骨病。一般情况下，人体骨量在35岁前后达到峰值，此后随着年龄增加而下降。一方面，乳腺癌高发于更年期女性，人群雌激素水平下降，易患骨质疏松和骨关节病（如骨关节炎）；另一方面，乳腺癌的综合治疗，如化疗、放疗、卵巢抑制、内分泌治疗（如使用芳香化酶抑制剂）均可加重退行性关节炎症状，增加患者的骨丢失、加剧骨质疏松，增加骨折风险，降低生存质量。乳腺癌患者如果发生骨折，死亡率将明显升高（＞50%）。腰背部疼痛、身高缩短、肢体乏力、关节酸胀疼痛、肌萎缩或痉挛等是骨质疏松和骨关节病的常见症状。

1. 如何监测骨健康　骨密度监测是评估骨健康状况的重要手段。乳腺癌患者在治疗过程中，特别是更年期早期，应定期进行骨密度检查，以及评估骨代谢的指标。这有助于及早发现骨质疏松的迹象并采取相应的干预措施。针对早期性激素受体阳性乳腺癌患者，骨代谢管理可以降低远期骨转移发生率。

目前，芳香化酶抑制剂（aromatase inhibitor，AI）对乳腺癌患者骨质的影响最为明确，国内外都发布了相关的管理指南。建议以骨骼强度指标BMD值对接受AI治疗的绝经后乳腺癌患者进行骨丢失/骨质疏松危险分级，根据不同的危险分级采用相应的处理方法。

T值大于等于−1.0为低危，应补充钙剂和维生素D并每年评测风险变化和BMD。

T值小于等于−2.0为高危，应接受抗骨质疏松治疗并补充钙剂和维生素D。

T值在−2.0至−1.0之间为中危，若伴有以下任意2个危险因素——年龄大于65岁、体重指数小于20kg/m^2、骶骨骨折家族史、服用糖皮质激素超过6个月、吸烟（目前吸烟或有吸烟史），应按高危患者处理，若无危险因素，则参照低危患者处理。对于高危患者，采用AI进行内分泌治疗时，可考虑选择对骨丢失影响较小的甾体类AI进行治疗。

为预防骨质疏松，乳腺癌患者的饮食应保持营养均衡，建议摄入高钙、低盐（5g/d）和适量蛋白质（每日蛋白质摄入量为1.0～1.2g/kg，日常进行抗阻训练的老年人每日蛋白质摄入量为1.2～1.5g/kg）的均衡膳食。动物性食物每日摄入总量应争取达到平均120～150g，推荐每日摄入牛奶300～400mL或蛋白质含量相当的奶制品。营养调查显示，我国居民每日膳食约摄入元素钙400mg，故尚需每日补充元素钙500～600mg。为维持骨健康，建议血清25-羟维生素D_3水平保持在20μg/L（50nmol/L）以上。若维生素D不足，建议每日口服维生素D_3。

2. 如何预防骨质疏松 在治疗期间，尤其是手术后，乳腺癌患者要避免长时间卧床休息。长时间的卧床休息会导致肌肉和骨骼的废用性萎缩，增加骨质疏松的风险。患者应尽早进行适度的活动，避免长时间卧床，有助于保持骨骼健康。适度的体育锻炼对于乳腺癌患者的骨健康至关重要。有氧运动（如散步、跳舞、游泳等）可增强心肺功能，促进骨健康。力量训练（如提重物、举哑铃等）有助于增加肌肉负荷，刺激骨骼的生长和保持。乳腺癌患者应根据个人情况选择适宜的运动方式，并遵循医生的建议。

根据患者的具体情况，医生可能会考虑进行药物干预和治疗。药物干预可以使用抑制骨吸收的药物，目前抑制骨吸收的药物主要包括以下几类。

（1）双膦酸盐类药物：双膦酸盐类药物是常用的抗骨质疏松药物，通过抑制骨吸收细胞（破骨细胞）的活性，减少骨质流失。常见的双膦酸盐类药物包括阿仑膦酸盐、利塞膦酸盐、唑来膦酸盐。

这一类药物使用时，需要监测肾功能，要求肌酐清除率每分钟大于 35mL，且血钙在正常范围内。口服类药物需要空腹服用，通常是早上起床后 30 分钟之内服用。这样可以确保药物在胃部充分吸收，提高其疗效。此外，服用双膦酸盐类药物后，尽量避免躺下或卧床，在接下来的 30 分钟内尽量保持坐立或站立的姿势，这有助于减少药物对食管和胃的刺激，以防止不适或其他不良反应的发生。静脉使用的唑来膦酸钠输注时需要充分水化，使用后可能会有一过性的类流感症状，但可自行缓解，同时此类药物使用期间需提供充足的钙和维生素 D。

（2）骨吸收抑制剂：骨吸收抑制剂是一类新型的药物，可以抑制骨吸收细胞的活性。常见的骨吸收抑制剂主要是 RANKL 抗体地舒单抗，这是一种人源化的单克隆抗体，通过阻断破骨细胞的活性，减少骨质疏松和骨折的发生。它常用于治疗骨质疏松症和骨转移。

这一类药物使用时，需要监测血钙，要求血钙在正常范围内，低血钙为禁忌证。地舒单抗 60mg 为治疗骨质疏松的剂量，每半年使用 1 次，定时注射，且需要在医生指导下使用，切忌随意停药。注意治疗期间应补充充足的钙和维生素 D，预防低血钙的发生。

3. 如何预防骨关节病 经历化疗而导致闭经、围绝经期或绝经后的乳腺癌患者需要注意一些事项以预防骨关节病的发生。首先，要避免超重和进行过度负荷的关节运动，同时进行适当的体育锻炼。对于已经出现骨关节病症状的患者，可以使用保护软骨的药物，如氨基葡萄糖和硫酸软骨素，以及非甾体抗炎药来缓解疼痛。此外，透明质酸钠关节内注射可以起到润滑关节和保护关节软骨的作用。对于受影响的关节，患者可以通过必要的理疗和适当的按摩来减轻症状。对于症状较轻的患者，仍应在症状缓解期内进行适当的运动锻炼，以避免骨质疏松和肌萎缩的发生。

乳腺癌患者如何预防与治疗淋巴水肿

乳腺癌相关淋巴水肿（breast cancer-related lymphedema，BCRL）是乳腺癌患者术后最常见的慢性并发症，发生率可达 20%~50%，术后 18 个月达到高峰，终身都有可能发生。乳腺癌相关淋巴水肿发生与抗肿瘤治疗相关，手术、放疗、化疗等治疗会破坏患者淋巴组织，导致淋巴系统通路受阻，大量含有蛋白质的淋巴液会滞留在组织间隙，形成水肿。这种水肿会导致患者出现患处肿胀、疼痛、麻木及功能障碍等症状。一旦发生，很难治愈，可严重影响患者的生活质量。因此，早期评估和预测 BCRL 的风险，并采取积极的预防措施来最大限度地减少 BCRL 的发生，尤为重要。

1. 哪些患者容易发生淋巴水肿 淋巴水肿的发生与多个因素有关，包括手术方式及范围（有无腋窝淋巴结清扫）、化疗药物、乳腺术后区域淋巴结放疗、术后愈合并发症（延迟愈合、感染、积液等）、肥胖、肿瘤包膜侵犯、患肢功能锻炼不当及患高血压、糖尿病等。

2. 淋巴水肿的表现 疾病初起阶段，手臂或手表面结构发生轻微变化，并伴有肢体沉重的感觉，引起肿胀，在外部压迫下即可消失，较常见部位是前臂，此处比较柔软，也可发生在腋窝、肩胛骨或乳房，可通过抬高肢体减轻水肿。随着病情进展，患者抬高肢体也将无法减轻水肿，水肿区域扩大，并患肢呈现浅红色外观，即便没有出现肿胀，如果有肢体活动受限、关节灵活度降低、疼痛、麻木、沉重、皮温升高及外形改变等，也应及时就诊。严重的淋巴水肿会使患者皮肤及皮下组织纤维化，患肢明显水肿，即使按压也无法出现凹陷。

3. 淋巴水肿的管理 淋巴结水肿的管理在于预防。患者对肢体的自我管理和保护，有助于降低 BCRL 的发生率。重要的自我管理要点包括以下几点。

（1）BCRL 高危者要避免蚊虫叮咬、静脉注射、骨折、外伤等。

（2）保持皮肤清洁及湿润，注意防晒，预防皮肤损伤及感染，可使用电动剃须刀剔除腋毛。

（3）避免在术侧肢体测量血压。

（4）避免桑拿及热浴（水温 > 38℃）。

（5）在做家务及务农时要佩戴合适的压力袖套。

（6）减少航空旅行的次数与时长，选择适合的压力袖套能减少飞行对患肢的影响。

（7）保持患侧手臂血液循环通畅，避免穿过紧的衣物，佩戴没有钢托的乳罩，避免佩戴过紧的首饰、患侧卧位等。

（8）避免重复单一的家务劳作和剧烈体育活动，如频繁拖地、洗菜、拎重物等。

（9）在患者术后没有疼痛感、疲劳感的情况下，以乳腺癌术后康复操为主，也可辅以中国传统运动八段锦、太极拳等，帮助患者恢复双臂运动功能，防止腋窝综合征的发生，预防淋巴水肿，恢复上举、外展、内收的功能。

此外，患者在日常生活中需对是否出现淋巴水肿做好监测。淋巴水肿治疗师会指导患者熟练使用卷尺，定人、定时、定体位、定部位测量双侧臂围，并进行对比。比较两侧上肢周长的差异，如果患侧上肢臂周长超过健侧 2cm 即为淋巴水肿，需考虑进行以物理治疗为主的综合治疗。

对于已经发生淋巴水肿的患者，鼓励进行抗阻运动、有氧运动和柔韧性运动。建议患者进行抗阻运动 + 有氧运动时，两种运动间留有足够休息时间。从低强度开始运动，缓慢少量增加运动强度及时间，一旦出现疼痛、肿胀等不适，应立即停止运动。

手工淋巴引流是淋巴水肿综合消肿治疗中的一部分，是由患者、患者家属或专业人员根据淋巴通路的解剖走向，将淋巴液引流到对应的解剖区域的手法按摩，包括开通淋巴通路、按摩淋巴结、患肢淋巴引流 3 个步骤。在进行手工淋巴引流前，需要排除急性感染、心源性水肿、肾功能衰竭、急性深静脉血栓、支气管哮喘、不明肿块及疼痛等禁忌。操作时患者需全身放松，取正确坐姿或卧姿，腹式呼吸 10 次，并拢示指（食指）、中指和环指（无名指），依次轻抚锁骨上下淋巴结、腋窝淋巴结、肘部淋巴结、患侧腹股沟淋巴结，力度适中，每次按摩 7 ~ 10 次。

淋巴通道引流时，患侧肢体呈放松状态，健侧手指四指并拢，用掌心和指腹的力量在患肢上画圈，通过泵送手法、勺状手法以及旋转技术从近端开始依次引流患侧上肢的肩部、上臂、肘部、前臂、腕部、手掌及手指。如下图所示。

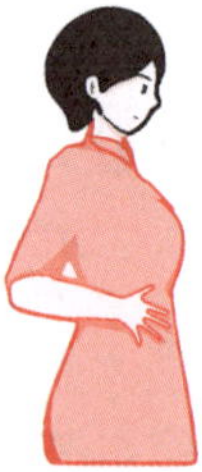

吸气，腹部隆起

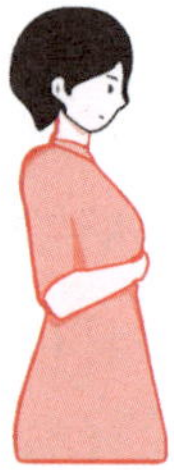

呼气，腹部收缩

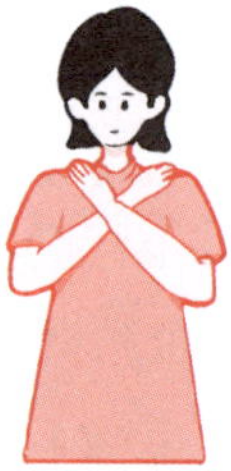

按摩锁骨上淋巴结

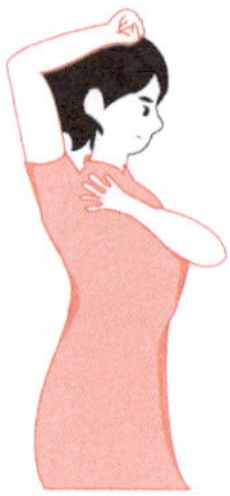

按摩双侧腋窝
淋巴结

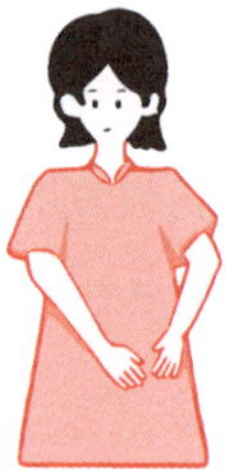

按摩双侧腹股沟
淋巴

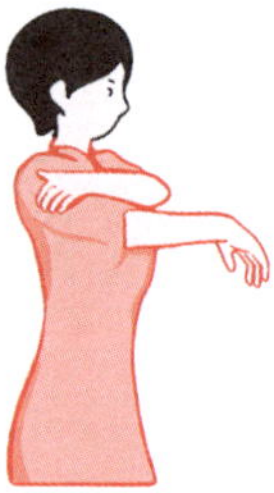

上臂手背侧至锁骨上
淋巴结

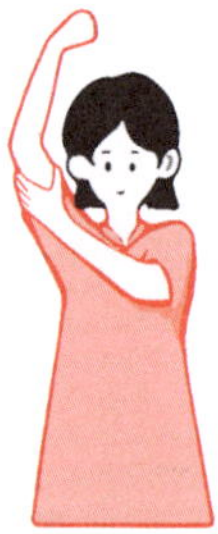

上臂手掌侧至腹股沟
淋巴结

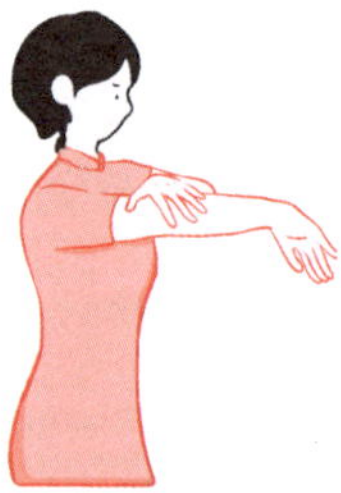

前臂手背侧至锁骨上
淋巴结

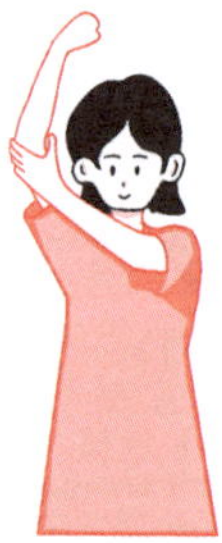

前臂手掌侧至腹股沟
淋巴结

淋巴通道引流

按摩速度为每秒 1 次，每个区域重复 5 ~ 7 次，频率为每日 2 次，每次引流时间为 20 分钟，按摩力度以不造成局部皮肤发红为宜。遵循淋巴液正常循环原理，不可逆向引流。这个过程中，每日观察并监测患肢情况，记录患者在操作后的感受，判断治疗的效果。

目前淋巴水肿的治疗以综合消肿治疗为主，是目前应用时间最长、适应证最广、疗效最为肯定的保守治疗手段。由经过正规化培训并取得相应资质的淋巴水肿治疗师来实施，包括皮肤护理、功能锻炼、手法淋巴引流和多层低弹性绷带包扎。使用压力治疗需要考虑到动脉疾病、静脉炎后综合征或隐匿的内脏肿瘤等禁忌证。一般情况下，患者所承受的最大压力为 20 ~ 60mmHg，在接受治疗时需特别注意压力不宜过大。单独采用淋巴手法引流没有确切的消肿作用，单纯的压力治疗对于Ⅰ期淋巴水肿或许有效，多数情况下两者应该联合使用。

药物治疗中短期的利尿剂治疗可能获得改善，但长期应用可能会导致水和电解质的失衡。对于大部分单纯的外周淋巴水肿来说，没有特别的饮食被证实具有治疗价值。限制水分摄入对外周水肿没有益处。

综上所述，淋巴水肿是乳腺癌手术后常见的并发症。首先要做的是有效预防淋巴水肿的发生，物理疗法对于早期治疗淋巴水肿是比较有效的。对于严重的淋巴水肿，往往只能通过治疗来避免进一步加重。

第六章

如何应对化学治疗

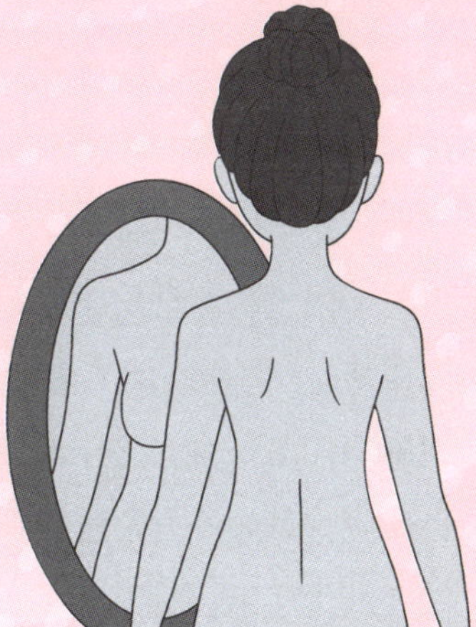

什么是化学治疗

化学治疗（简称“化疗”）指使用有细胞杀伤或调节作用的化学合成药物或药物组合治疗疾病的方法。化疗并不是肿瘤治疗的专用方法，但由于目前化疗药物在抗肿瘤治疗的广泛应用，一谈到化疗，大家都会自然联想到抗肿瘤的化学治疗，即化疗。

为什么要进行化疗？化疗的目的当然是为了杀灭肿瘤细胞。肿瘤细胞本身的生长或复发与转移都有可能给身体造成不同程度的损害，如果不采取有效的方式控制肿瘤细胞的增殖和肿瘤的生长，肿瘤将对正常组织持续产生破坏。肿瘤细胞的一个重要特点是往往处于代谢“旺盛”的状态，而化疗药物则是通过不同的机理，抑制肿瘤细胞的生长分裂，从而造成肿瘤细胞的死亡。正常细胞生长代谢往往不像肿瘤一样“旺盛”，因此正常细胞对于化疗药物不敏感，但是化疗药物在抑制肿瘤细胞的同时也会为正常组织细胞带来不良反应。部分生长活跃的正常细胞会被“当成敌人误伤”。例如人体的血细胞一直处于不断生长代谢中，其中白细胞的代谢最快，化疗也最容易引起白细胞降低。针对这样的不良反应，只有尽力预防特别严重的不良反应发生，才能让患者安然度过化疗期。对于一些处于静止状态和代谢缓慢的正常细胞，化疗药物引起的毒性虽然小，却较难恢复，例如化疗对于心脏、脑、神经等的毒性就很难恢复，因此需要严格掌握化疗的适应证与剂量，并严密监测相关的不良反应。

化疗是否会让身体变得越来越差呢？

经常有患者认为“化疗只会让人身体越来越差”而拒绝化疗。事实上，随着化疗药物的推陈出新，以及临床对化疗药物使用经验的累积，化疗药物对患者造成的损伤也越来越少，并且临床也制定了严格的乳腺癌化疗流程。

在化疗开始之前，需要有经验的肿瘤科医生对患者是否需要化疗进行严格评估，确保化疗能够为患者带来获益方可进行。其次，肿瘤科医生会充分评估患者的病情和身体状态，明确患者是否存在化疗禁忌，心肺等基础功能是否能够承受化疗，选择合适的药物并根据患者的身高、体重制订合适的剂量。当然化疗药物的最终确定还需要考虑其他多种因素，如年龄、体力状况、基础状态、既往治疗的疗效和不良反应，以及一些生物标志物的表达情况。

综上所述，有经验的医生会为不同患者制订个性化的化疗方案。不仅如此，在治疗过程中，也会根据患者病情变化及不良反应做出及时调整。

如何减轻乳腺癌患者的消化道反应

消化道反应是患者进行化疗时常见的不良反应之一，以呕吐为主的反应往往会使一些患者对治疗产生恐惧或抗拒心理，进而降低治疗的依从性。化疗引起的消化道不良反应主要包括恶心呕吐、便秘以及腹泻。合理管理好消化道不良反应可以让患者更容易地度过化疗期。

1. 恶心呕吐 轻度的恶心往往表现为食欲降低，但不会减少进食量。如果患者出现明显进食减少，往往需要酌情进行补液治疗。恶心是一个对机体有保护性作用的反应，可以帮助机体排出有害的物质。呕吐是化疗药物最常见的早期毒性反应。化疗引起呕吐除了因药物对于胃肠道产生直接刺激外，部分药物还可间接或直接刺激大脑的呕吐中枢，即“中枢性呕吐”。严重的呕吐患者可出现脱水、电解质紊乱等，有效预防、合理治疗能够帮助患者应对不良反应。

如果患者因食欲不振长期减少食物摄入，可能会导致机体的免疫力下降。为了应对化疗引起的食欲下降，建议采取以下措施：首先，如果患者的体力允许，可以在进餐前适当进行运动，并食用一些开胃食品（如果丹皮或山楂片等），以刺激食欲后再进食主食。适量的运动能够促进新陈代谢和胃肠蠕动，从而提高食欲。其次，患者化疗后应尽量选择食用高热量、高蛋白且美味的食物（如牛奶、豆腐和鱼等），并应采取少量多餐的方式，以避免胃部过度饱胀或空虚。由于化疗后患者的胃肠功能较弱，过量进食不利于消化，可能会更加没有食欲。家人在照顾癌症患者时扮演着重要角色。如果患者在化疗后出现食欲不振，家人可以不断变换烹饪方法和菜品种类，通过多样化的食物搭配来激发患者的食欲。

此外，好的饮食习惯对于患者的身体和情绪也是非常重要的。首先，每餐应适量，避免过量进食，这有助于减轻胃部负担。同时，进餐时不宜喝水或其他饮料，以免影响消化。应该尽量避免食用高糖、油炸或高脂肪食物，这些食物不仅不易消化，还可能增加不适感。餐后两小时内不建议立即躺下，这样可以帮助食物更好地在胃中消化。此外，慢慢吃、细嚼慢咽可以提高消化效率，并减少胃部不适。在两餐之间，喝一些清水有助于保持水分平衡和清除体内毒素。穿着宽松的衣物有助于胃肠道的正常蠕动，不给身体带来额外的压迫感。饮食时间也可以根据患者的身体状况和感觉进行适当调整，不必拘泥于固定的进餐时间。此外，选择一个令人愉悦和放松的环境用餐，可以提升进食的心情，有时与家人共餐也能带来温馨和支持，这对身心都是有益的。总之，在化疗期间，合理的饮食习惯和舒适的进食环境，对于提高患者生活质量和促进康复都是极为重要的。

如果患者出现呕吐，首先要记得让患者侧躺，这样可以防止呕吐物误吸到气管里，引起咳嗽或者窒息。患者呕吐后要及时漱口，保持口腔清洁，如果患者佩戴假牙的话，记得要取下来再漱口。如果患者所在的病房里有其他病友也感到恶心或呕吐，应尽量远离他们，以免患者症状加重。化疗输液结束后，如果可以的话，建议患者走出房间散散步，呼吸一下新鲜空气，或者做一些喜欢的轻松活动（如听听音乐），这些都有助于让患者感觉好一些。等到回家以后，患者也可以通过参与一些轻松的文体活动来转移注意力，让自己放松一点。当然，别忘了及时告知医生目前的情况，以便为患者提供相应的帮助和治疗。

治疗呕吐时，医生会选择不同种类的止吐药物，包括吩噻嗪类（如异丙嗪）、激素类（如地塞米松）、5-羟色胺受体拮抗剂（如盐酸帕洛诺司琼、昂丹司琼等）及NK-1受体拮抗剂（如阿瑞匹坦、福沙匹坦等）。有时，奥氮平和一些抗过敏药物也会用于预防化疗引起的恶心和呕吐。医生会根据化疗药物可能引起的呕吐程度和类型，如中枢性呕吐或周围性呕吐，提前让患者预防性地使用止吐药物。如果患者在预防性使用止吐药物后仍然出现剧烈呕吐，医生会分析患者呕吐的原因，排除消化道梗阻、肠道感染、颅内高压等可能性，并确定是否因化疗所致。如确认是化疗引起的呕吐后，医生会采用不同种类的止吐药物进行联合治疗，这通常能在不同程度上缓解大多数患者的症状。

2. 味觉异常 化疗后味觉改变是患者常见的征象。引起味觉紊乱的化疗药物有顺铂、卡铂、奥沙利铂、环磷酰胺、多柔比星、氟尿嘧啶、氨甲蝶呤、紫杉醇及长春新碱等。化疗引起的味觉损伤主要表现在以下几方面。

（1）口苦：即是自感口中有苦味。一般出现口苦症状的同时往往伴有头痛、面部红赤、烦躁易怒及大便干结等表现。

（2）口部干涩：患者说话不流利，通常见于说话过多或严重脱水患者。通过适当休息和饮水、补液等处理后可纠正。

（3）味觉异常

1）口中发酸：若患者未食用任何食物就感到口中有酸味，或自觉口中酸水过多，需注意慢性胃炎、胃及十二指肠溃疡的发生。

2）口中发甜：说明在口腔唾液淀粉酶的作用下有很多淀粉类转变成糖。

3）口中发辣：自觉口中有辛辣味。

4）口淡：指在摄入食盐量未改变的前提下的一种自我感受。因为存在炎症，特别是消化道的炎症，患者经常会出现口淡，觉得只有多吃些盐，食物才有滋味。

5）口咸：指在摄入食盐量未改变的前提下而感到口咸，这可能与慢性咽炎、口腔溃疡形成有关。

味觉紊乱可造成肿瘤患者的热量和营养素摄入不足，影响后续的抗肿瘤治疗计划的实施，并造成患者情绪沮丧、低落。那么，如何避免或者减轻患者出现味觉损伤呢？

首先，需要保持良好的口腔卫生，建议在进食前刷牙和漱口，可以使用盐水、碳酸氢钠溶液或具有抗菌效果的漱口水。其次，可采取少食多餐的饮食习惯，多吃新鲜蔬菜、水果，不仅可以增加食物的口感，还能补充必需的维生素 C 和维生素 E。再次，推荐清淡饮食，优选通过水煮或蒸制的食物。对于口感苦涩的患者，应避免食用牛肉、茶和巧克力等可能加剧症状的食物，应选择禽肉、乳制品、鸡蛋等高蛋白食品，以及土豆、面包片等清淡食物。此外，多喝水和增加流质食物的摄入量也很重要。咀嚼带有酸味的食物可以促进唾液分泌，激活更多的味觉细胞。烹饪时适量添加调味品能够提升食物的风味。在接受化疗期间以及化疗后的 3 小时内，应尽量避免食用味道过于刺激的食物。如果口中出现金属味，应注意避免使用金属餐具，改用塑料或陶瓷餐具。最后，可以食用柠檬糖、薄荷糖或口香糖等帮助掩盖金属味并促进唾液分泌。注意以上几点，一起安然度过这段特殊的时光吧！

3. 腹泻 化疗药物的使用可能损伤肠道黏膜导致腹泻，甚至部分化疗药物及靶向药物能够通过特殊机制导致腹泻，最典型的药物包括伊立替康、吡咯替尼、阿贝西利及奈拉替尼等。此外，曲妥珠单抗与帕妥珠单抗、卡培他滨等也有一定的概率会引起腹泻。特别严重的情况下甚至可能出现出血性腹泻的情况，这表示存在消化道的破溃和出血。

对于在化疗过程中出现腹泻的患者需要考虑进行大便常规检查，以判断是否合并存在肠道感染的情况。如果存在感染则应该使用抗生素，没有感染的单纯腹泻可以根据情况通过饮食、理疗及止泻药物来治疗。常用的止泻药物有盐酸小檗碱、蒙脱石散、洛哌丁胺等药物。严重的腹泻为了避免患者出现脱水和营养不良的情况，需要进行补液，并应用生长抑素。一般而言，药物相关的腹泻会在停药或减量后症状会逐渐减轻。

如果患者出现腹泻，生活中需要格外注意几个要点以减轻不适并促进恢复。首先，保持腹部温暖是很重要的，因为这有助于缓解不适症状。在饮食上，应选择对胃肠道刺激较小的食物，避免那些可能加剧腹泻的食品，如粗粮、高油脂坚果、含酒精或咖啡因的饮料，以及牛奶和奶制品。建议采取少量多餐的方式，同时忌食生冷食品。此外，由于严重腹泻可能导致机体大量丢失盐分（如钠、钾、氯）和水分，从而引起电解质紊乱，因此要及时补充这些关键的营养素和水分，以保持患者体内平衡。

4. 便秘 化疗期间患者容易出现大便干燥或便秘的情况，一个重要的原因是止吐药物的使用。便秘会让人始终处于一个“自觉不爽”的状态。化疗期间预防便秘比治疗更重要。首先，非药物性干预是调理身体的重要手段。建议每天晚上睡前和早上起床后，坚持喝一杯白开水，这有助于身体的新陈代谢和内部环境的调节。饮食上，应选择熟软且易于消化的食物，同时增加粗粮和高纤维食物的摄入，如玉米面、小米、芹菜和韭菜等，这些食物有助于促进肠道健康。此外，多吃一些水果，尤其是香蕉、西瓜和火龙果等，它们能起到润肠通便的作用。适量的运动也是必不可少的，可以通过腹部按摩来促进肠道蠕动，建议每天早晚及午睡后用双手交叠轻柔地按摩腹部，顺时针方向旋转 100 次。同时，掌握自己的排便规律并尽量做到定时排便，这对维持肠道功能的规律性是有益的。这些非药物性干预措施的综合运用，将有助于改善身体状况。

乳腺癌患者如何预防与治疗骨髓抑制

绝大多数化疗药物在抑制肿瘤细胞的同时也会对骨髓造血细胞产生抑制作用，表现为不同程度的血细胞的下降，称为骨髓抑制。根据相应具体数值，划分成不同等级，具体分级见下表，等级越高代表骨髓抑制越严重。

骨髓抑制分级

分级	血红蛋白 / $g \cdot L^{-1}$	白细胞 / $10^9 \cdot L^{-1}$	中性粒细胞 / $10^9 \cdot L^{-1}$	血小板 / $10^9 \cdot L^{-1}$
1 级	≥ 100	3.0 ~ 3.9	1.5 ~ 1.9	75 ~ 99
2 级	80 ~ 99	2.0 ~ 2.9	1.0 ~ 1.4	50 ~ 74
3 级	60 ~ 79	1.0 ~ 1.9	0.5 ~ 0.9	25 ~ 49
4 级	< 60	< 1.0	< 0.5	< 25

1. 白细胞减少 / 中性粒细胞减少 血细胞中的白细胞（大多数为中性粒细胞）寿命较短。当骨髓抑制发生时，通常最先出现的是白细胞减少，其中以中性粒细胞减少为主。中性粒细胞被称为身体的“防御卫士”。特别是对于肿瘤患者来说，由于免疫力较差，一旦中性粒细胞减少，就容易受到病原微生物的侵袭。

这通常表现为呼吸道、泌尿道、消化道等感染的症状，如咳嗽、发热、尿频、尿急、尿痛及腹泻等。

发生白细胞下降时，需要首先进行严重程度评估，依据白细胞减少的程度予以治疗。当发生 1 度白细胞 / 中性粒细胞减少时建议口服升白药物。当发生 2 度白细胞 / 中性粒细胞减少且有治疗预期时（也就是放化疗期间）建议注射粒细胞刺激因子（G-CSF）或粒巨噬细胞刺激因子（GM-CSF），同时辅以口服升白药物，但往往需和化疗间隔 24 小时以上。当发生 3 度及 4 度白细胞 / 中性粒细胞减少时，应立即停用化疗药物，建议注射粒细胞刺激因子针剂治疗，若伴有发热等感染相关症状应立即至医院就诊，必要时应使用抗生素治疗。

目前常用的升白针有以下 3 种，在进行升白治疗时需注意以下事项。

（1）粒细胞刺激因子：用药后短期内外周血中白细胞升高是由于体内已有白细胞的释放，连续注射 3 天左右才会出现骨髓造血细胞的增长。因此，患者使用 G-CSF 时需特别注意要连续使用 23 天后复查，一般至少需将白细胞升至 10×10^9/L，才建议停用。对于可能出现重症粒细胞下降（3 度以上）的高风险化疗方案，医生会推荐患者预防性使用粒细胞刺激因子，在当次化疗结束 48 小时后，采用重组人粒细胞因子 100～150μg 皮下注射，每日 1 次，连用 2～3 天。

（2）粒巨噬细胞刺激因子：是一种注射用升白药物，但作用相对温和。患者注射 GM-CSF 后白细胞生长较慢，建议使用 2

天后复查，待白细胞升至正常范围内即可不再注射。

（3）培非格司亭、硫培非格司亭等长效升白针：患者可在化疗结束至少24小时后注射，最迟不得在下次化疗前10天使用。长效升白针主要针对既往化疗后出现重度白细胞减少或中性粒细胞减少的患者，可以有效预防严重的白细胞下降。长效升白针的使用可以减少化疗间歇期抽血次数，也避免因骨髓抑制严重需调整药物剂量进而影响疗效的情况。

升白针使用后患者出现骨痛、关节痛及肌肉酸痛较为常见，一般持续1～7天，如疼痛严重，可咨询主治医生，适量使用解热镇痛药；偶有患者出现乏力、发热、头晕、心悸、失眠，以及注射部位红肿、硬结、疼痛等情况，发热一般不超过38℃，患者可以适量多饮水，如体温持续增高，请及时去医院就诊。特别注意的是，解热镇痛药也有降低白细胞的作用，建议咨询医生后再使用。

2. 贫血 化疗会通过影响骨髓造血功能及营养状况导致红细胞计数下降、血红蛋白减少，如果血红蛋白低于110g/L，就可以诊断为贫血。轻度贫血往往没有明显症状，但是如果贫血严重患者可能会出现口唇苍白、头晕、乏力等相关症状。对于轻中度贫血，可以适量补充铁剂、叶酸等造血原料，并加强营养。对于由反复化疗引起的中重度贫血，可以使用重组人促红细胞生成素来纠正贫血。如果患者出现重度贫血，也可以考虑进行输血治疗，但建议采用少量间断分次输注的方式。

3. 血小板减少 血小板减少也是患者化疗后经常出现的骨

髓抑制的表现。中重度的血小板减少可能导致患者凝血障碍而出现出血现象。患者血小板偏低时需关注有无牙龈出血、皮肤黏膜是否有出血点，特别注意应避免碰撞、减少黏膜损伤、进食软食。依据血小板减少的程度，进行不同的治疗。

发生 1 度血小板减少可选择口服升血小板药物。如果出现 2 度及以上血小板减少建议注射重组人白细胞介素 -11 或者重组人血小板生成素，同时口服升血小板药物。一般而言，单纯 3 度血小板减少以药物治疗为主，但是对于伴有出血倾向的情况则应输注血小板避免出现出血。4 度血小板减少，无论有无出血倾向，均应考虑输注血小板以预防出血，因为重度血小板下降患者有内脏自发性出血的风险，因此需要及时纠正。

综上所述，骨髓抑制是常见的化疗不良反应，通过合理的评估和科学的纠正能够帮助患者安然度过化疗期。值得注意的是，上述处理建议只是常规的办法，医生会根据每个人的具体情况进行判断及用药推荐。就诊的时候，建议把既往病史、近期的血常规变化情况和医生讲清楚。

那么，化疗间歇期查血应遵循怎样的频率比较好呢？每一种化疗方案的骨髓抑制往往不一样。一般而言，每周查 1 次血常规、生化是必须进行的监测。其中化疗后第 7 ~ 14 天需要特别注意，可以每 3 天左右查 1 次血常规。拿到化验结果后，请务必看下报告，如果存在异常值需要及时前往门诊就诊。如果出现发热，体温在 38.5℃以上或体温在 38.0 ~ 38.4℃持续 1 个小时以上，需要及时前往医院急诊就诊，并且要完成血常规检查。此外，还需要提醒的是，化疗间歇期患者的化验单结果是医生进行化疗药物剂量调整的重要依据，下次就诊时需携带化验单，以便医生作参考。

乳腺癌患者如何应对化学治疗相关的肝功能损伤

肝脏是人体的主要解毒器官。在药物抗肿瘤治疗过程中，肝脏常会因此受到损伤。然而，并不是所有患者的肝功能异常都与抗肿瘤治疗有关。有些患者可能本身就患有如肝炎、肝硬化等肝脏原发性疾病，或者有可能服用了对肝有害的保健药品或中药。此外，如果存在体积较大的肝转移瘤或肿瘤压迫胆道，也都可能导致肝功能异常。因此，当出现肝功能异常时，需要请专科医生细致地诊断原因，并根据患者情况给予针对性的治疗。通常情况下，轻度肝功能损伤并不会导致患者出现明显的症状，出现明显肝功能异常，患者可能出现食欲下降、黄疸等表现。化疗过程中，患者除需监测转氨酶水平外，还需关注碱性磷酸酶、胆红素、白蛋白等指标。肝功能损伤的分级信息可以参考下表。

肝功能损伤分级评估

分级	转氨酶（ALT/AST）	胆红素
0 级	0 ～ 40U/L	1.71 ～ 17.1 μmol/L
1 级	(1.5 ～ 3.0)×N	＜ 1.5×N
2 级	(3.1 ～ 5.0)×N	(1.5 ～ 3.0)×N
3 级	(5.1 ～ 20.0)×N	(3.1 ～ 10.0)×N
4 级	＞ 20.0×N	＞ 10.0×N

注：N 代表正常值上限，例如转氨酶的 N 一般为 40U/L。

1. 日常生活建议 除必要的工作、生活外，化疗期间还需以休息为主，不能熬夜。饮食宜清淡，并适量增加蛋白质摄入，包括蛋、奶、瘦肉、鱼肉及豆制品等，能够为肝脏修复提供必需的营养成分，促进肝脏细胞修复。为了减轻肝脏负担以及排除其他原因造成的肝脏损害，应远离酒精，降低脂肪摄入，并且停止服用不必要的保健品。

2. 药物预防及治疗 对于一些高危患者如既往有过化疗后中重度肝功能异常、合并肝炎等患者，建议即使肝功能正常，后续有化疗预期也可预防性服用保肝药物。但是，对于既往肝脏功能很好的患者，并不建议预防性服用保肝药物。轻度肝功能异常往往可继续抗肿瘤治疗，必要时可服用一种保肝利胆药物；中重度肝功能异常往往需要 1 ～2 种保肝药物治疗，必要时应暂停抗肿瘤治疗及调整抗肿瘤药物剂量。轻度药物性肝损伤无须过度紧张，停用抗肿瘤药物后多可恢复正常。如肝功能持续不好转，可进行肝脏超声、肝炎病毒监测等相关检查以排查有无其他原因。常用的保肝药物包括以下几类。

（1）抑制炎症反应：甘草酸制剂、双环醇、水飞蓟等。

（2）稳定肝细胞膜：如多烯磷脂酰胆碱。

（3）抗氧化剂、促进肝细胞解毒：谷胱甘肽、硫普罗宁等。

（4）改善肝细胞能量代谢：门冬氨酸钾镁。

（5）利胆降黄：熊去氧胆酸、腺苷蛋氨酸等。

合并乙型肝炎的患者需特别注意，在治疗前医生往往会建议患者进行病毒拷贝数的检测，并在治疗过程中进行多次监测。如果乙肝病毒拷贝数高，代表乙型肝炎处于活动期，需积极进行抗病毒治疗，警惕因化疗时免疫低下导致病毒性肝炎加重。

乳腺癌患者如何应对化学治疗相关神经损伤

化疗药物会给外周神经功能带来一定损伤，主要分为感觉神经、运动神经及自主神经三大类。感觉神经病变是最常见的化疗相关神经损伤，主要表现为对称性四肢末端感觉异常（包括烧灼感、痒感和尖锐痛感）、麻木和平衡感减弱。脚部症状最早出现，并从远端向近端（距离心脏的远近）扩散，呈手套和长袜样分布。运动神经病变受累往往发生于已有重度周围感觉神经病变的情况下，可表现为肌肉痉挛、震颤或远端肌肉无力。咽喉部的冷刺激甚至会引起喉痉挛导致急症。自主神经分布于全身，其病变可表现为体温调节和出汗异常，便秘、肠梗阻等消化道症状，排尿障碍、尿潴留等泌尿系统症状，以及直立性低血压、晕厥等心血管系统症状。当患者出现上述表现时首先需排除器质性病变，再酌情考虑是否为自主神经病变。虽然神经损伤可能无法预防，但是如果尽早发现，大多可控。如果出现任何上述症状，须立即告知主治医生。

化疗相关周围神经损伤的严重程度与所使用化疗药物的类型、累积化疗剂量及个人因素等相关。乳腺癌患者常用化疗药物中，铂类、紫杉类、长春碱类化疗药物，以及依托泊苷、卡培他滨均可能导致周围神经损伤。治疗上目前可通过调整药物或剂量、使用神经保护剂、中医药调理等尽可能减轻周围神经损伤、改善疼痛症状，但神经损伤后的恢复期较长，严重时甚至无法完全恢复。

生活中该如何减少神经损伤相关不良事件的发生呢？首先要重视化疗期间起居护理，如注意保暖，避免接触冷水、冷物及冷风等冷刺激。冷物除冰箱内的东西，还包括床栏杆、扶手等金属制品，这些都是极容易被忽视的生活细节。接受草酸铂治疗时强烈建议能够戴上薄手套，既能保暖又能防止疏忽、接触冷物。化疗后通过肢体末端局部加温可以帮助减少化疗药物的蓄积，有助于减轻相关毒性反应。当然也并非提倡越热越好，冷热的刺激都会诱发化疗相关外周神经毒性，应当格外注意。

此外，饮食习惯方面还需要注意均衡饮食。如果出现便秘，按照医生的建议服用通便药物。多喝水，多吃水果、蔬菜和全麦食物，以获得足够的膳食纤维。如果患者同时患有糖尿病，需控制血糖，因为血糖控制不佳也会损伤神经。适当运动能够促进胃肠蠕动，改善内脏神经状况。同时应避免饮酒，饮酒可能造成神经损伤，并可能使化疗引起的周围神经病变恶化。

如果患者已经出现神经损伤，请告知主管医师。使用一些 B 族维生素（如维生素 B_1、甲钴胺等）可以帮助缓解神经相关不良反应。尽管部分神经毒性可以随着时间得以缓解，但却可能要持续很长一段时间。如果患者出现手脚麻木的情况，应该根据脚的大小选择舒适、合脚的鞋子，且裤子也不能太长。走路时留意观察地面，观察地面是否高低不平或湿滑。还要保证室内光线充足，走路时减慢速度，防止跌倒。若明显走路不稳，上厕所或者外出时必须有家人陪伴，防止发生意外。缓慢地改变体位，让身体慢慢适应体位变化。从平躺姿势到坐起来前，先把双腿下垂 20 秒后再站立起来，站立后先活动一下脚踝和脚趾。眩晕的时候需卧床休息，等眩晕消失之后再慢慢站起来。如果不想依赖支撑物行走的话，先把支撑物移除站立几分钟，当没有感觉明显不适、双脚能独立支撑时，方可以缓慢行走。

乳腺癌患者如何应对化学治疗后脱发

脱发是接受化疗或放疗时的常见不良反应，仅次于恶心呕吐。部分化疗药物损伤毛囊会引起脱发，一般停用化疗药物 2 ~ 3 个月后会长出新发。脱发说的不仅仅是头发，眉毛、睫毛、阴毛都会不同程度地脱落。并不是所有化疗药物都会有脱发的不良反应，不同药物导致患者脱发的程度也不一样。比如常用的化疗药物环磷酰胺会导致患者头发变少，却不会完全脱落；阿霉素和紫杉醇都有可能导致患者头发完全脱落。这些都是乳腺癌患者常用的化疗药物，因此乳腺癌患者很难避免脱发这个问题。脱发程度不仅与药物种类有关，还与药物的剂量有关，每次给药剂量越大，患者脱发越严重。联合几种药物化疗，比单用一种药物导致患者脱发程度重。

发生脱发后不必太过担心，因为化疗结束后几周甚至化疗后期毛发就会重新长出来，这并不是化疗无效或耐药的表现。需要注意的是，化疗可能会导致发质改变，有些患者头发变细，有些患者则头发变粗，还有些患者发现头发变卷了。化疗结束后半年到 1 年，大多数患者的头发会恢复到和以前一样的状态，甚至比以前更加浓密。

患者在化疗的同时戴冰帽是预防脱发的一个办法。冰帽的原理是让头皮毛细血管收缩，以减少化疗药物在局部的蓄积。尽管冰帽预防脱发经临床循证医学证据证实有效，却存在一个问题，就是接受化疗的患者往往难以耐受冰帽带来的冷刺激。虽然脱发无法避免，但是医生可以根据预期情况管理好脱发带来的问题，减少患者的焦虑情绪，帮助患者平稳度过化疗期。

乳腺癌患者如何改善皮肤黏膜反应

化疗引起的皮肤黏膜反应也很常见，虽然对患者的生命危害性不大，但是对其生活质量影响较大。如何有效管理与应对，对于患者生活质量的改善意义重大。皮肤黏膜反应主要包括以下几种。

1. 色素过度沉着 皮肤色素沉着是化疗药物皮肤毒性反应的常见表现之一。广泛性的皮肤色素沉着可见于使用环磷酰胺、氟尿嘧啶、羟基脲或甲氨蝶呤的患者，其中5-氟尿嘧啶可引起全身性皮肤色素加重和注药处皮肤色素沉着明显加重或出现红斑，甲氨蝶呤和博来霉素可引起甲床色素沉着和指甲变形。色素沉着往往会合并角质层异常增厚，特别是脚底、手掌、脚趾和手指部位。

2. 光敏感性增加 一部分患者使用某些化疗药物后，出现皮肤对阳光敏感度增加，稍微受到一些太阳照射就会出现急性晒伤或皮肤异常变黑，最常见的药物为卡培他滨。

3. 皮疹 一部分化疗药物有很强的细胞毒性，用药后患者可出现药疹。尤其是靶向药物的使用会增加发生皮疹的风险。如果出现皮疹，可以前往皮肤科就诊、咨询用药。

4. 手足综合征 一部分患者在接受化疗或分子靶向治疗期间，可出现手掌、足底感觉迟钝或肢端红斑，表现为皮肤麻木，感觉迟钝、异常，有明显的麻刺感和疼痛感。也有一部分患者皮肤出现肿胀、红斑、脱屑或皲裂，甚至会出现硬结样水疱和剧烈的疼痛，有些情况下还可出现指甲的断裂或者脱落。

通常，抗肿瘤药物引起的皮肤黏膜反应是可逆的，经过治疗后多数患者能好转。患者在接受抗肿瘤治疗期间，要意识到皮肤损伤是不可避免的，但是无须有太大的心理负担。在化疗期间如何保护脆弱的皮肤呢？首先，为了预防皮肤干燥，患者在化疗间歇应该确保充足的饮水，保持环境湿润，同时避免长时间日光直射、强风吹拂、干燥空气、冷冻刺激、过热水浴和过度的皮肤摩擦。对于皮肤干燥的患者，建议洗浴时间不宜过长（不超过 15 分钟），且以温和的淋浴方式为宜。建议每天使用保湿润肤剂来滋润全身和面部。在清洁皮肤时，选择温和的清洁剂，最好是那些富含脂质的洁面皂，或者使用含有额外补水系统的新型清洁剂，例如含有活性谷胱甘肽的产品可以更好地保持皮肤湿润。同时，要避免一次使用过多的化妆品，不使用过酸或过碱的护肤品。在选择衣物时，材质应以棉质为主，避免选择羊毛和其他可能刺激皮肤的合成材料。通过这些细心的护理措施，可以有效地维护化疗患者的皮肤健康。轻度的皮肤黏膜反应往往通过护理就可得到缓解。若皮肤出现感染时，需要保持创面清洁、干燥，及时咨询皮肤科医师，并在后续抗肿瘤治疗时告知主管医生自身情况，以便调整用药。

一些化疗药物对黏膜会造成直接损伤，可以表现为口腔黏膜炎症、破溃，甚至形成溃疡。黏膜炎的并发症包括中度到重度疼痛，部分患者会由于疼痛拒绝饮食导致脱水、消瘦等。一般情况，减少化疗药物的药量或用药次数可减轻症状，偶须停药。一方面化疗前要重视预防，另一方面出现黏膜反应后需要充分支持，治疗继发感染和止痛等。有效的口腔护理可预防和减少患者口腔并发症的发生，达到预防感染、减轻不适症状的目的。

如何预防口腔黏膜炎呢？患者在化疗期间应多饮水，避免食用过冷过热、过硬、辛辣及刺激性食物，以减轻食物对黏膜的刺激。使用软毛牙刷清洁口腔，每日在清晨、饭前、饭后及睡前漱口，保持口腔清洁。口服化疗药物后反复漱口并多次饮水。口腔黏膜炎发生后建议咨询主管医师，并在主管医师指导下进行相应治疗。

乳腺癌患者如何应对治疗过程中的疲乏

在肿瘤治疗过程中，患者常常会经历一种被称为“癌因性疲乏”的乏力症状，这种感觉可能会表现为极度的疲惫，诸如“宁愿躺着也不愿坐着”“无力且不愿活动”，或是“无论如何休息都感觉无法恢复体力”，甚至是“走几步就感到筋疲力尽”。这种疲乏通常是持续性的，并且涉及身体、情绪和认知多个方面。它的一个显著特点是，患者的疲劳感与其实际的活动量并不相符，这通常与肿瘤本身及治疗导致的体能下降和营养不良有关。癌因性疲乏即使在患者充分休息或睡眠后也无法得到缓解，并且这种疲劳感会严重影响患者的日常生活。

如何缓解这样的疲乏呢？

首先，要合理安排工作和休息的时间，及时处理任何不良反应，以保持最佳的体力状态。其次，在充分评估患者的营养状况的基础上，根据患者体质、活动水平和治疗情况来进行合理的营养治疗，这个过程可以寻求专业营养师的评估和建议。最后，对于恶心、呕吐、食欲不振、腹泻和便秘等症状应积极加以控制，维持水电解质平衡以改善疲乏的感觉。

无论是在治疗期还是康复期，适度的体能锻炼都有助于患者改善癌因性疲乏。定期进行如散步、瑜伽或力量训练等适度运动，不仅可以缓解疲劳，还能减轻焦虑和抑郁，有助于保持活力。但在开始任何锻炼计划前，患者都需要进行仔细评估。对于那些出现骨转移、血小板减少、严重贫血、发热或活动性感染、跌倒风险等情况的患者，应先接受治疗并在运动时特别小心。出现任何不寻常的症状或体征时，应咨询主管医师。进行锻炼时，要循序渐进，合理安排，以逐步适应。

最后，有效的压力管理对于缓解疲乏同样至关重要。患者可以通过专业心理咨询，来识别和改变负面的思维和行为模式，减少不良情绪。此外，调整期望值、获得他人的理解和支持、转移注意力，以及冥想等方法，都有助于患者更好地管理压力，从而减轻疲乏感。

化疗相关血管通路如何选择与护理

在化疗期间，对静脉通路的护理至关重要。中心静脉输液通路作为一种被广泛认可的安全输液方法尤其适用于那些需要接受化疗药物、高渗透性或者高黏度液体治疗的患者（如那些需要长期静脉营养支持、输血或长期静脉输液的患者）。在临床上，常见的中心静脉通路包括通过颈内静脉、锁骨下静脉或股静脉放置的中心静脉导管，以及植入式静脉输液港和通过外周静脉置入的中心静脉导管等。这些中心静脉通路在肿瘤临床治疗中都有着广泛的应用。

选择合适的血管通路装置是一个需要患者、家属和医疗专业人员协同合作的决策过程。在此过程中，医生会综合考虑多种因素，包括患者的治疗计划或方案、预期的治疗持续时间、患者年龄及健康状况、以往的静脉输液历史、血管的解剖特征，以及患者对于血管通路装置安置位置的偏好和进行装置护理的能力及资源。在确保满足治疗需求的基础上，医生坚持的核心原则是选择对患者造成最小创伤的装置，即优先选择管径更细、管腔数量最少的导管。

在患者携带血管通路装置期间，家庭护理发挥着至关重要的作用。规范化的血管通路护理和维护不仅能有效降低感染和其他并发症的风险，还有助于延长血管通路的使用寿命。家庭护理措施主要包括：保持血管通路周围皮肤的清洁与卫生、定期对导管进行清洁和保养、实施感染预防措施，以及及时处理任何导管相关的异常情况。这些维护措施能够支持患者在居家环境下更加有效地管理其血管通路，并确保其安全使用。

保持血管通路周围皮肤的清洁至关重要。患者日常需采取以下措施：使用温水和温和的肥皂清洁通路周围的皮肤，随后用干净的毛巾轻柔地擦干。应避免使用任何可能刺激皮肤或含有酒精的清洁产品，以减少感染或刺激的风险。在清洁过程中，小心操作以避免拉扯导管或插针，防止不必要的疼痛或损伤。可以使用植物油或乳液轻轻按摩通路周围的皮肤，以帮助皮肤保持湿润和柔软。定期更换胶带、透明贴膜和固定带，确保它们完好无损，以避免因粘贴不良导致的通路问题，但需要注意的是，PICC 的贴膜应由专业医疗人员更换。

以下是不同类型的血管通路装置的日常维护要点。

1. 通过外周静脉置入的中心静脉导管日常使用和维护

置入外周静脉置入的中心静脉导管（peripherally inserted central

venous catheter，PICC）后需要定期选择有 PICC 专科门诊的医院做一次导管维护。一般而言，至少每 7 天维护 1 次。需要注意的是，维护间隔也可随季节、患者体质、穿刺点局部情况等情况调整。如出现局部渗血、感染、敷料松动及潮湿等情况，请及时到医院进行维护。置入 PICC 后需要注意，可能会使用弹力绷带加压止血，但需自觉绷带的松紧是否适当。如果感到任何不舒服，请立即告知医护。置管 3 天内置管侧上肢应避免大幅活动、抬高，可做轻微活动，如松拳、握拳、转腕等。

如果出现以下情况，患者应立即将可见的外露导管打折并用胶带固定，并携带 PICC 维护手册及时到医院就诊处理。包括：①感觉胸闷或气短；②置管侧手臂麻木，手臂或胳膊、颈部肿胀，臂围增加超过 2cm；③输液接头脱落；④贴膜潮湿、松脱；⑤导管体内部分滑出体外；⑥穿刺点部位出现局部红肿、疼痛，有分泌物；⑦穿刺点渗血且按压无效；⑧导管破损断裂；⑨导管回血。带管期间如何进行功能锻炼呢？为促进血液循环，置管侧手臂可以多做松拳、握拳、转腕等运动。在置管后 7～10 天，当穿刺点完全愈合后，可以进行正常的肢体活动。然而也需要避免做上肢大范围的活动以及长时间负重，如游泳、打球、拖地、前后大幅度摆臂、举起哑铃等活动。一般的家务活动是可以进行的，如煮饭、洗碗、扫地等，但需要注意的是，尽可能不要搬运重量超过 5kg 的物品。

日常生活中，患者要特别注意尽量避免剧烈咳嗽增加胸腔压力的活动，防止导管移位。沐浴时要注意保护穿刺点，可使用

PICC 专用硅胶袖套进行保护。沐浴时间不宜过长，且只能选择淋浴，要避免盆浴、泡浴。此外，衣着应宽松，不穿衣袖过紧的衣服。

2. 输液港护理　输液港植入术后，医护人员会使用弹力绷带对切口处进行适度加压包扎以止血，绷带松紧度以患者感觉舒适为宜，若出现任何不适感请立即告知护士。对于采用医用胶水黏合的切口，拔针后 72 小时即可进行淋浴，但需避免盆浴以防切口浸泡，沐浴后请轻柔擦拭保持切口处干燥，切勿揉搓该部位，让胶水自然脱落即可。若是采用缝线缝合的切口，拔针后需每 3 ~ 5 天更换一次敷料，待切口完全愈合（通常需 10 ~ 14 天）后方可进行沐浴。在恢复期间，请务必保持植入部位皮肤的清洁与干燥，同时需密切观察输液港周围皮肤是否出现发红、肿胀、灼烧感、疼痛等炎症反应。如发现任何异常情况，请及时联系主治医生或护士寻求医疗指导。

为保障患者的用药安全和身体健康，如果您出现以下任何症状或异常情况，请务必携带输液港维护手册及时就医：①感到胸闷或气短；②置管侧手臂出现麻木感，手臂或胳膊、颈部出现肿胀，臂围增加超过 2cm；③输液港体局部暴露在体外；④切口或穿刺点部位出现局部红肿或疼痛；⑤切口或穿刺点出现渗血、渗液或其他异常分泌物；⑥导管发生破损或断裂；⑦在进行导管维护冲洗时无法回血。这些症状可能预示着潜在的并发症，需要医疗专业人员进行及时评估和处理。

为确保输液港的安全使用和正常功能，请务必遵医嘱进行定期维护。建议患者选择具备输液港专科门诊的医院进行规律性导管维护，按照医生建议和输液港说明书的要求前往门诊进行导管冲洗，维护时间可以适当提前，但切勿延误。在携带输液港乘坐高铁或飞机时，建议随身携带输液港维护手册，以便顺利通过安全检查。若需要拔除输液港，请提前与医院联系，并完成血管超声检查以确认无血栓后方可实施。特别提醒：如果您使用的不是耐高压型输液港，严禁进行高压注射造影剂，以防导管破裂造成不必要的危险。医生会持续跟进治疗情况，直至确认可以拔除输液港为止。

留置有血管通路的患者可以从轻度到中度的锻炼中受益。在医生或护士的指导下，可以进行适当的活动和锻炼，但要避免剧烈运动和重体力劳动。可以选择一些轻度或中度的运动，如打太极拳。适度的运动可以预防血栓的形成，减少相关并发症，提高自我管理能力，提高居家患者的生活质量。如果参与需要潜入水中的体育活动，必须注意保护血管通路，确保血管通路不受到污染，以预防皮肤软组织感染。

除了治疗和管理血管通路的问题，家属还应该关注患者的心理健康和生活质量，给予他们必要的心理和社会支持。可以参加一些限制性的活动，寻求社区的支持，与其他病友互相鼓励，帮助他们克服生活上的困难和障碍，增强他们的信心和自尊心。

第七章

常用药物介绍

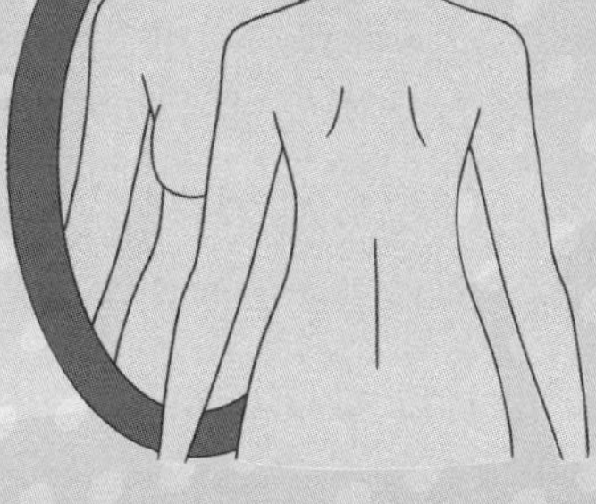

治疗乳腺癌的药物种类繁多，就像是一座弹药库为反击肿瘤提供武器。这些药物经历了时间和临床的考验，部分药物更是在循证医学的严谨证据支持下，经过反复验证，证明了其效用，因此被广泛使用。在这个章节中，我们将详细地介绍乳腺癌患者最常用的药物，让读者深入理解这些药物的作用机制和应用场景。

促性腺激素释放素

1. 性腺轴控制雌激素分泌 雌激素能促进激素受体阳性乳腺肿瘤的生长。绝经前女性体内的激素主要来自卵巢分泌，人体内存在下丘脑 - 垂体 - 卵巢功能轴来调控卵巢分泌雌激素，下丘脑分泌促性腺激素释放激素（gonadoliberin;gonadotropin-releasing hormone，GnRH）与垂体细胞膜上相应受体结合使垂体释放黄体生成素（LH）和卵泡刺激素（FSH），从而作用于卵巢并释放雌激素。绝经前女性卵巢产生高水平的雌激素，所以在接受内分泌治疗前需先进行卵巢去势治疗，以降低卵巢的雌激素分泌水平。卵巢去势治疗包括手术治疗、放疗与药物去势治疗。促性腺激素释放激素类似物（gona-dotropin-releasing hormone analogue，GnRHa）通过干扰性腺轴节律，抑制垂体分泌 LH 和 FSH，从而下调卵巢分泌雌激素。上述药物作用称为卵巢功能抑制。GnRHa

由于经常在腹部注射，所以又被称为“肚皮针”。常用的GnRHa有戈舍瑞林和亮丙瑞林，此外还有曲普瑞林。除在腹部注射外，也可选择上臂或臀部等皮下注射。

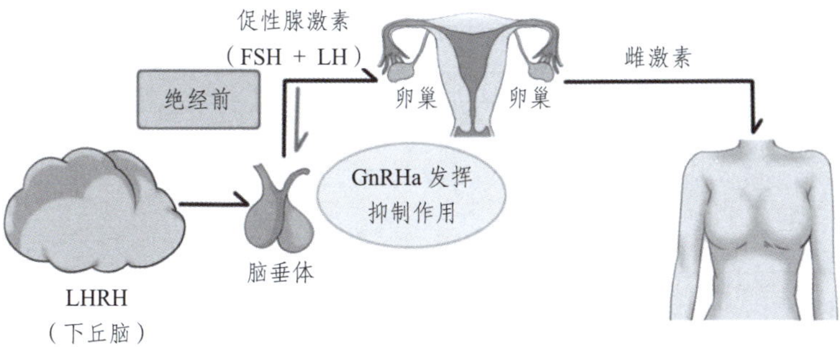

促性腺激素释放激素类似物的作用机制

2. 卵巢功能抑制治疗的疗效 卵巢功能抑制治疗适合于乳腺癌患者中在绝经前性激素受体阳性者。目前的循证医学证据支持绝经前乳腺癌患者在以下两种情况下进行卵巢功能抑制治疗。

绝经前早期乳腺癌患者的内分泌治疗除了部分复发风险特别低的患者，其余均需进行卵巢功能抑制治疗。SOFT研究和ASTRRA研究先后证实了绝经前乳腺癌患者使用GnRHa联合内分泌治疗较使用他莫昔芬单药治疗不仅能够降低复发风险，还能够延长患者的总生存期。因此，GnRHa联合芳香化酶抑制剂或他莫昔芬是目前绝经前乳腺癌患者辅助治疗的主要策略。

GnRHa是晚期绝经前乳腺癌患者接受内分泌治疗时为实现卵巢功能抑制的重要治疗选择。对于绝经前不可切除肿瘤的乳腺癌患者，在开始内分泌治疗前，首要步骤是实现卵巢功能抑制。临床上，医生通常建议患者考虑手术切除卵巢，因为这种方法可以快速且彻底地达到人工绝经状态。然而，部分患者可能因个人意愿或者其他原因而不能接受卵巢切除手术。对于这类暂时无法进行卵巢切除手术的患者，我们建议采用 GnRHa 注射治疗来实现卵巢功能抑制。在 GnRHa 治疗期间，需要密切监测患者的临床反应。如果发现卵巢功能抑制效果不理想，应及时调整治疗方案。

3. GnRHa 的卵巢功能保护作用 GnRHa 的另外一种用法是卵巢功能保护。部分化疗药物（如环磷酰胺）存在诱发卵巢功能受损的风险，有导致患者可能出现闭经、过早绝经和生育力下降。对于年轻乳腺癌患者，化疗同时行卵巢功能保护能够降低卵巢早衰和不孕症的发生率。GnRHa 可以使卵巢处于一种“相对静止”的状态，减少原始卵泡进入各级卵泡的数量的同时降低卵巢血流灌注，进而减少化疗药物对于卵巢的影响。目前，较多专家认为 GnRHa 类药物能够保护卵巢功能并提高化疗后月经恢复率，同时提高年轻乳腺癌患者化疗后的生育率。但由于生育是复杂的、多因素干预的生理过程，对于有强烈生育愿望的患者，还需积极配合辅助生殖技术。一般而言，使用 GnRHa 作为卵巢功能保护的方案应在第一次化疗前 1 ~ 2 周开始，一直到末次化疗结束 2 周再使用 1 次药物。

4. GnRHa 的不良反应 GnRHa 治疗期间可能出现一些不良反应，临床观察显示，少数患者可能出现轻度皮疹，但通常无须中断治疗即可自行缓解；注射部位偶有轻微瘀血等局部反应；部分患者可能出现血压波动，一般无须特殊干预。由于药物导致性激素水平下降，患者可能出现潮热、多汗、性欲减退和阴道干燥等症状，这些内分泌相关表现通常无须停药。但对于头痛、情绪改变（如抑郁）等神经精神症状，则需要根据具体情况进行相应治疗。患者使用 GnRHa 可引起骨骼矿物质密度下降，虽然停止治疗后 6 个月可逐步恢复，但因 GnRHa 使用周期比较长，故需要在治疗间期监测骨密度及进行补钙治疗。

部分患者在首次注射 GnRHa 类药物后仍会有月经，但是注射数次后月经就会暂停。尽管大多数临床研究认为卵巢功能抑制治疗过程中无须监测雌激素水平，但既往研究证实药物去势治疗后仍有相当一部分患者出现抑制不完全的情况。因此，在治疗过程中，患者需严密注意如月经已经被抑制后又有来潮的情况，需就诊咨询主诊医师完善性激素检测及妇科检查。

综上所述，GnRHa 是绝经前女性乳腺癌患者肿瘤治疗与卵巢保护的重要药物，但是这类药物需在有经验的医生指导下使用。合理规范使用 GnRHa，有助于乳腺癌的治疗与卵巢功能的保护。

芳香化酶抑制剂

激素受体阳性乳腺癌患者肿瘤细胞的生长和增殖高度依赖于雌激素的刺激。激素受体是肿瘤细胞的“受体”，而雌激素则是其特异性的“配体”。当体内雌激素水平较高且肿瘤细胞表面存在大量激素受体时，会显著促进肿瘤细胞的增殖。内分泌治疗（即抗雌激素治疗）的核心机制是通过降低体内雌激素水平或抑制雌激素受体活性来阻断这一信号通路，从而抑制肿瘤细胞生长。这可以通过减少雌激素的产生、阻断雌激素与受体的结合，或降低激素受体的表达来实现。在绝经后女性中，其体内的雌激素主要来源于外周组织中雄激素（如雄烯二酮和睾酮）在芳香化酶催化下转化为雌激素（雌酮和雌二醇）的过程。芳香化酶抑制剂（aromatase inhibitor，AI）通过特异性抑制芳香化酶的活性，

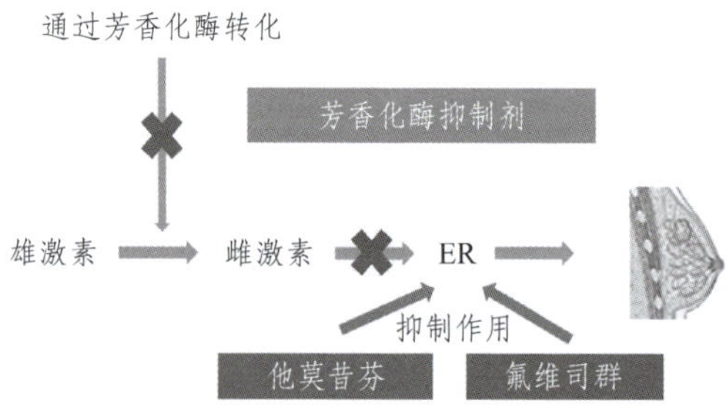

绝经后乳腺癌患者内分泌治疗原理

阻断这一转化过程，从而降低体内雌激素水平，达到治疗目的。绝经前女性的雌激素主要来源于卵巢分泌，因此，使用芳香化酶抑制剂并不起效。

目前常用的芳香化酶抑制剂为第三代芳香化酶抑制剂，包括非甾体类芳香化酶抑制剂（如来曲唑和阿那曲唑）和甾体类芳香化酶抑制剂（如依西美坦）。针对绝经后女性，这 3 种芳香化酶抑制剂在早期乳腺癌与晚期乳腺癌的内分泌治疗中均较他莫昔芬具有更优疗效而获批。这 3 种芳香化酶抑制剂均为片剂，口服剂量为来曲唑 2.5mg、阿那曲唑 1mg、依西美坦 25mg，三者的服用方法均是每日 1 次。目前专家共识认为 3 种芳香化酶抑制剂之间是等效的。

那么，甾体类芳香化酶抑制剂与非甾体类芳香化酶抑制剂有什么区别呢？甾体类芳香化酶抑制剂结合于芳香化酶的底物作用部位，以不可逆的方式抑制芳香化酶，而非甾体类结合于芳香化酶的亚铁血黄素部位，以可逆方式结合。由于甾体与非甾体类药物的作用部位不同，因此不会产生交叉耐药性，对使用非甾体类芳香化酶抑制剂无效的患者，甾体类芳香化酶抑制剂仍可能有效。此外，依西美坦在血脂影响和骨代谢影响方面也较非甾体类芳香化酶抑制剂更小，因而这方面的不良反应会更小些。

1. 芳香化酶抑制剂的适应证

（1）早期乳腺癌：绝经后激素受体阳性的早期乳腺癌患者术后内分泌治疗首选芳香化酶抑制剂。发表于 2015 年的一项基于 9 项随机对照研究的荟萃分析提示，时长 5 年的芳香化酶抑制剂的治疗较他莫昔芬能够降低20%复发风险。对于复发中高危患者，延长3～5年内分泌治疗能够进一步降低复发风险。绝经前的乳腺癌患者采用卵巢功能抑制治疗（手术或GnRHa治疗）后，也可以使用芳香化酶抑制剂。绝经前早期乳腺癌患者是否适合卵巢功能抑制治疗需要经专业医师评估月经状态、复发风险以及其他方面因素后综合决定是否进行GnRHa治疗，以及是否需要联合芳香化酶抑制剂治疗。

（2）晚期乳腺癌：内分泌治疗是激素受体阳性、HER2阴性晚期乳腺癌首先推荐的全身性治疗。内分泌治疗的策略选择与最佳排序无固定模式，取决于既往内分泌用药、药物疗效、持续时间、肿瘤负荷、药物可及性及患者的选择。其中，对于绝经前患者首先建议进行卵巢功能去势治疗，然后在此基础上再参考绝经后患者的治疗方案。

内分泌治疗方案的选择主要基于患者对芳香化酶抑制剂（AI）的敏感性状态。对于AI初治患者或停用AI辅助治疗一年后复发者，通常被视为AI敏感人群，推荐采用AI联合CDK4/6抑制剂的治疗方案。而对于在AI辅助治疗期间或停药一年内出现疾病进展的患者，则被认定为AI耐药，此类患者建议采用氟维司群联合CDK4/6抑制剂的治疗策略。临床研究数据表明，CDK4/6抑制剂的应用显著延长了激素受体阳性、HER2阴性乳腺癌患者的无进展生存期和总生存期。此外，对于非甾体类AI耐药患者，临床研究证实甾体类芳香化酶抑制剂联合依维莫司或西达本胺也具有明确的治疗获益，这主要得益于这些药物具有不同的作用机制。

2. 芳香化酶抑制剂的不良反应 芳香化酶抑制剂相较化疗而言，整体不良反应较为温和，主要表现包括以下几个方面：骨骼系统方面可能出现骨质疏松及相关的关节痛、关节僵直、关节炎和肌肉疼痛等症状，如出现这些症状建议及时就医评估，必要时需排除其他病因；代谢方面可能出现血脂异常，增加心血管疾病风险，对于难以通过生活方式干预改善的高脂血症患者，建议使用他汀类药物进行降脂治疗；内分泌相关症状包括潮热、头痛等雌激素水平下降引起的非特异性表现，建议通过运动、社交活动和心理调适等方式缓解；消化系统不良反应（如恶心、呕吐、腹泻）极为罕见，需注意排除其他联合用药可能造成的影响；皮肤反应（如皮疹）发生率较低，可通过暂停用药进行病因鉴别。

3. 芳香化酶抑制剂的用药注意事项 芳香化酶抑制剂的使用必须在乳腺专科医师指导下进行，包括药物选择、不良反应监测和处理等各个环节均需专业评估。患者应严格遵医嘱按时定量服药，切勿擅自停药或调整剂量。为确保用药依从性，建议患者可借助手机闹钟或专业提醒软件来规范服药时间并记录服药情况。如需停药或更换药物，务必事先咨询主诊医师。在用药期间，需要定期进行骨密度检测，对于骨密度降低者，在保证充足钙剂和维生素 D 摄入、适度运动的基础上，必要时可考虑使用双膦酸盐或地舒单抗进行干预治疗。同时，还应定期监测患者的血脂水平，对于胆固醇显著升高者及时进行药物干预。此外，建议患者保持规律随访，如出现持续性不适症状，应及时在专科门诊就医咨询。

他莫昔芬与托瑞米芬

他莫昔芬是最早用于乳腺癌治疗的内分泌药物，奠定了乳腺癌内分泌治疗的基础，开创了内分泌治疗新时代。他莫昔芬通过进入肿瘤细胞与雌激素受体（estrogen receptor，ER）竞争结合，阻止雌激素发挥作用，从而抑制肿瘤细胞增殖。该药最早用于治疗复发或转移性乳腺癌，后来的研究发现其在早期乳腺癌辅助内分泌治疗中也发挥一定疗效。他莫昔芬最常见的不良反应包括子宫内膜增厚、疲劳、体液潴留、潮热、多汗、恶心、皮疹、血栓栓塞、阴道出血、阴道分泌物及视觉障碍。他莫昔芬不仅同芳香化酶抑制剂一样能用于绝经后的乳腺癌患者，同样对于绝经前乳腺癌患者也有治疗作用。目前，他莫昔芬可以单药用于低复发风险的绝经前早期乳腺癌患者，也可以联合卵巢功能抑制治疗用于中等复发风险的绝经前乳腺癌患者。此外，还可以用于无法耐受芳香化酶抑制剂的绝经后乳腺癌患者。

托瑞米芬是他莫昔芬的衍生物，作用机制同他莫昔芬相似。与他莫昔芬相比，托瑞米芬对受体有更高的亲和力，能显著降低细胞膜上 ER 的数量，没有雌激素样作用。事实上，托瑞米芬与他莫昔芬对乳腺癌患者复发转移的预防及治疗的疗效是类似的。托瑞米芬同样适用于绝经前、绝经后乳腺癌患者。常见的不良反应包括面部潮红、多汗、子宫出血、白带异常、疲劳、恶心、皮疹、瘙痒、头晕及抑郁，这些不良反应一般较轻微，主要是因为托瑞米芬的激素样作用比较弱。

综上所述，雌激素受体调节剂是适合绝经前后乳腺癌患者的内分泌治疗，但是绝经后乳腺癌患者使用芳香化酶抑制剂的疗效会更好，因而这一类药物更多用于绝经前乳腺癌患者，或者对于芳香化酶抑制剂无法耐受的乳腺癌患者。

蒽环类化疗药物

蒽环类化疗药物因为其颜色为红色，故被称为化疗药物中的“红药水”，是一类广泛用于治疗多种恶性肿瘤的药物，具有广谱抗肿瘤活性，可以治疗乳腺癌、卵巢癌、结直肠癌及肺癌等。这类药物可插入 DNA 相邻碱基对之间，发生交叉联结，使 DNA 链断裂，抑制 DNA 聚合酶和核酸合成，干扰转录过程，阻止 mRNA 合成，从而抑制肿瘤细胞的增殖和生存，属于细胞周期非特异性药物，这意味着该药可以在细胞周期的各个阶段起作用。然而，它们在 S 期和 G2 期的细胞中表现出更强的抗肿瘤活性，因为在这些阶段 DNA 复制和细胞分裂活动较为活跃。

蒽环类药物不良反应往往较大，常见的不良反应包括中性粒细胞减少、血小板减少、贫血、恶心呕吐、心脏毒性及感染等。患者在接受蒽环类化疗药物治疗时需要密切监测和管理心脏相关的不良事件。多柔比星和表柔比星是最常用的蒽环类化疗药物。这类药物可能引发心肌病、心律失常、继发性恶性肿瘤、重度骨髓抑制与肿瘤溶解综合征。此外，这类药物的局部刺激性较大，如果外渗可导致严重的局部组织损伤，因此推荐通过中心静脉输注。当通过外周静脉输注时，输注时间控制在 10 分钟以内可以将血栓形成与外渗风险降至最低。

心功能不全或患严重心脏基础疾病的患者在选择蒽环类化疗药物的时候需要十分慎重。总体而言，蒽环类化疗药物在临床应用中需要根据患者的具体情况进行个体化治疗和不良反应管理。

紫杉类化疗药物

紫杉类药物是乳腺癌等多种实体瘤患者治疗中疗效确切的基础化疗药物，包括紫杉醇及其改良剂型（脂质体、胶束、白蛋白结合型）和多西紫杉醇等。其作用机制是通过稳定微管蛋白结构，干扰细胞分裂过程，从而发挥抗肿瘤作用。这类药物可通过静脉给药，既可单药使用，也可与其他抗肿瘤药物联合，以获得更佳的疗效。

紫杉类药物的主要不良反应包括骨髓抑制（以白细胞减少为主）、周围神经毒性（表现为对称性手足麻木）、心脏毒性和过敏反应等。其中，神经毒性症状可能持续较长时间，即使在停药后也需要一定恢复期。为降低过敏反应风险，临床上常规采用预处理方案。此外，还需要定期监测患者的肝功能，对于有心脏基础疾病的患者，应进行心功能评估。

在治疗期间，患者需要注意以下几点：定期进行血常规检查；保持良好的个人卫生习惯预防感染；确保充足的营养和水分摄入；如出现手足麻木、恶心呕吐、脱发及乏力等症状，应及时向医疗团队反馈。整个治疗过程必须在专业医疗团队指导下进行，严格遵医嘱，保持规律随访，及时报告异常症状。

口服化疗药物

口服化疗药物因其使用便捷和相对温和的不良反应，在乳腺癌患者的治疗中发挥着重要作用。与传统静脉给药方式相比，口服化疗无须前往医院置入深静脉导管等侵入性操作，患者可在家中完成治疗。在乳腺癌治疗中，常用的口服化疗药物主要包括卡培他滨（可用于早期三阴性乳腺癌患者的辅助强化治疗及晚期乳腺癌患者的后线治疗）和长春瑞滨（主要应用于晚期乳腺癌患者的治疗）。

口服化疗的治疗效果很大程度上取决于患者的用药依从性，即患者在服药、饮食及生活方式等方面对医嘱的遵循程度。良好的依从性是确保治疗效果和提高生存率的关键因素。然而，化疗相关不良反应可能会影响患者的身心状态，进而降低服药依从性。因此，积极预防和管理不良反应对维持治疗依从性至关重要。

为确保规范用药，建议患者采用服药日记或日历的方式，详细记录每个用药周期的服药和停药时间，并在服药后及时标注，以避免发生漏服、错服或过量服用的情况。此外，也可借助手机等电子设备设置提醒功能，协助保证按时服药。

升白针与升白片

粒细胞集落刺激因子（granulocyte colony-stimulating factor，G-CSF），是一种能够有效促进白细胞生成的生物制剂，是最常见的“升白针”，对化疗后骨髓抑制患者具有重要的支持治疗作用。根据药效持续时间，可分为短效和长效两种：短效制剂需要频繁监测血常规并及时给药以防感染风险；长效制剂通常在化疗后第 2 ~ 3 天预防性使用，单次注射可维持约两周的药效，无须频繁监测。

升白针的使用需遵循个体化原则，并非所有化疗后白细胞降低的患者都需要使用。用药时机的选择至关重要，建议与化疗间隔 24 ~ 48 小时给药，以避免造血细胞在增殖期被化疗药物损伤。常见不良反应包括恶心呕吐、骨痛、肌痛、头痛等，过敏反应多发生于用药后 30 分钟内，可伴有流感样症状及胸膜炎、心包炎等全身反应。

升白针的治疗效果可能受多种因素影响，如个体体质差异、年龄、既往化疗史、骨髓储备功能、合并用药情况及营养状态等。部分患者使用后可能出现白细胞显著升高的现象，这与药物刺激骨髓造血功能有关，停药后会自行恢复正常水平。

除注射用 G-CSF 外，还有多种口服升白药物可供选择：利可君（半胱氨酸衍生物）可用于各种原因导致的白细胞和血小板减少；鲨肝醇作为内源性造血调节物质可促进造血功能；含皂苷类升白制剂能促进造血干细胞增殖分化；维生素 B_4（腺嘌呤）作为核酸合成原料可辅助促进白细胞生成。此外，某些具有益髓功效的中药也具有提升白细胞的作用。

CDK4/6 抑制剂

CDK4/6 抑制剂是一类主要用于治疗激素受体阳性乳腺癌的

药物。其通过抑制细胞周期蛋白依赖性激酶4（CDK4）和周期蛋白依赖性激酶6（CDK6）的活性，阻止肿瘤细胞的增殖和扩散。这类药物通常与内分泌治疗联合使用，以增强疗效。CDK4/6抑制剂已被批准用于乳腺癌的辅助内分泌治疗及晚期疾病的内分泌治疗。

目前，常用的CDK4/6抑制剂包括哌柏西利、阿贝西利、达尔西利和瑞波西利。尽管这4种药物的适应证相似，但在不良反应方面存在一定差异。阿贝西利的主要不良反应为腹泻，而其他3种药物则以骨髓抑制为主。此外，由于不同药物在临床试验中的入组人群有所不同，医生在选择药物时会根据患者的具体病情进行个体化判断。

患者服用CDK4/6抑制剂期间，需要定期监测血常规和肝功能。通常建议在治疗前两个月每两周检测1次，之后每月检测1次。使用瑞波西利期间，还需定期进行心电图检查，如出现显著的心电图异常，可能需要停药。此外，应注意可能影响药物代谢的食物和其他药物，如不确定是否可以同时使用，应咨询医生或药师。

综上所述，CDK4/6抑制剂在激素受体阳性乳腺癌治疗中效果显著，但需在专业医务人员的指导下使用，严格遵循监测和用药建议，以确保治疗的安全性和有效性。

抗体药物偶联物

抗体药物偶联物（antibody-drug conjugate，ADC）是近年来抗肿瘤治疗中的一项重要突破，俗称“神奇的子弹”。这种药物通过一个连接子将具有生物活性的化疗小分子药物与大分子单克隆抗体结合起来。靶向抗体如同带有瞄准器的弹壳，能够将化疗药物精准运输到肿瘤细胞，减少对健康细胞的损害。

在实体瘤治疗中，首个获批的抗体偶联药物是用于治疗HER2阳性乳腺癌患者的恩美曲妥珠单抗。恩美曲妥珠单抗不仅具备曲妥珠单抗抑制HER2信号通路和引发抗体依赖性细胞毒作用的功能，还可以通过携带的细胞毒性药物直接杀伤肿瘤细胞。因此，它在曲妥珠单抗治疗失败的HER2阳性晚期乳腺癌患者中仍然取得良好的疗效。

另一种先进的抗体偶联药物是德曲妥珠单抗。由于其采用了可裂解的连接子、拓扑异构的药物载体及较高的细胞毒性药物负载量，在临床疗效上显著优于其他抗HER2药物。此外，针对长期缺乏有效靶向药物的三阴性乳腺癌患者，已经获批针对TROP2靶点的抗体偶联药物——戈沙妥珠单抗。

目前，科研人员仍在不断研发针对新靶点的抗体偶联药物，力求在治疗更多类型的癌症中取得突破。抗体偶联药物不仅是靶向治疗领域的重要进展，也是化疗药物发展的一个新方向，展现其在未来肿瘤治疗中的广阔前景。

奥拉帕利

奥拉帕利是一种 PARP 酶抑制剂，是首个获批用于治疗携带 *BRCA* 基因突变的乳腺癌患者的药物。奥拉帕利适用于携带 *gBRCA* 基因突变的乳腺癌患者，既可以在早期作为强化辅助治疗方案使用，也可以在晚期患者一线化疗效果不佳后作为二线化疗及后续治疗选择。在开始奥拉帕利治疗前，患者需接受基因检测，以确认是否存在 *gBRCA1/2* 基因突变，只有携带这些基因突变的患者才能使用奥拉帕利。

奥拉帕利可能引发多种不良反应，包括贫血、恶心、呕吐、腹泻、疲劳、头晕及头痛等症状。患者在使用奥拉帕利期间应密切关注自身症状，并及时向医生反馈。同时，需要告知医生所有正在使用的其他药物，因为某些药物可能与奥拉帕利发生相互作用，影响其疗效或增加不良反应风险。此外，患者需要定期进行临床检查和试验室检测，以监测治疗效果和不良反应的发生。

在接受奥拉帕利治疗期间，患者应严格遵循医生的指导，按时服药，避免漏服或超量服药。保持良好的营养状态和适度的运动，有助于维持患者的整体健康。同时，患者应与医生保持密切沟通，及时报告任何异常情况或不适，以便医生根据需要调整治疗方案。

综上所述，奥拉帕利在 *BRCA* 基因突变相关乳腺癌治疗中发挥着重要作用，但需在专业医疗人员的指导下使用，确保治疗的安全性和有效性。

第八章

进展期乳腺癌患者故事

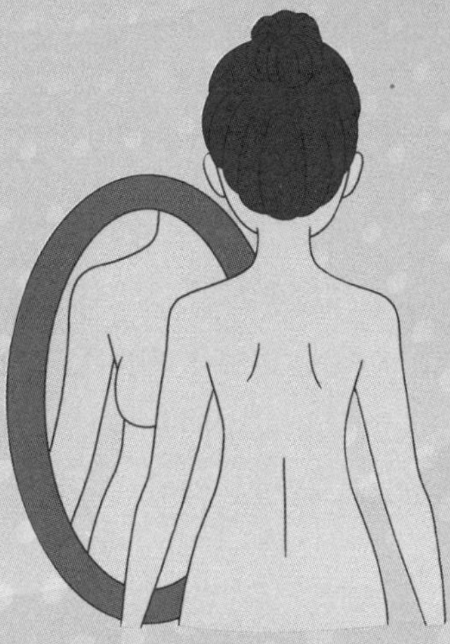

HER2阳性晚期乳腺癌患者规范化抗HER2药物治疗

1. 抗HER2治疗为基础的药物治疗长期控制乳腺癌骨转移

2014年春天，孙女士因发现乳腺肿块，在医院进行乳腺X射线检查时发现不幸罹患乳腺癌。进一步检查发现孙女士的乳腺癌不仅侵犯乳腺、腋窝淋巴结还侵犯了肝脏。一心想要手术的孙女士接受了乳腺癌改良根治术，同时也接受了肝左叶切除手术。术后孙女士带着病理报告来就诊，不幸的是尽管乳腺和肝脏的病灶已经切除，但是孙女士的胸骨和髋骨也被确认存在肿瘤转移。

由于肿瘤分子分型的评估是激素受体阳性、HER2阳性，孙女士接受了当时可以选择的最优治疗方案，曲妥珠单抗联合多西紫杉醇加卡铂化疗，同时予以唑来膦酸骨保护治疗。值得庆幸的是肿瘤治疗反应非常好，经过6个周期靶向治疗联合化疗后，孙女士骨病灶明显好转，溶骨性病变出现钙质沉积，后续也并未再出现新的病灶。

随后，由于不良反应可耐受，孙女士接受了将近3年的曲妥珠单抗联合多西紫杉醇的维持治疗。由于孙女士的骨转移病灶长期处于稳定的状态，我们将孙女士的维持治疗先改为曲妥珠单抗靶向治疗联合依西美坦内分泌治疗，后又暂停了曲妥珠单抗靶向治疗，予以严密监测病情变化。目前孙女士病情控制良好，未见新增病灶、骨转移灶控制良好，从她诊断为晚期乳腺癌到目前已有 9 年多的生存期。

2. 寡转移病灶积极接受局部治疗获得长期控制 2017 年 9 月，邢女士接受了乳腺癌手术，当时被诊断为 I 期的三阴性乳腺癌，并接受了 8 个周期的辅助化疗后进行定期复查。两年后，CT 扫描显示左肺上叶有一个小结节，而且逐渐增大，但病灶仍然很小，最大直径只有 1cm。为了明确诊断，我们对这个病灶进行了活检，结果明确为乳腺癌的转移。需要特别注意的是，与原发肿瘤不同，这个转移灶的 HER2 为阳性，并且雌激素受体也有 30% 的阳性表达。转移灶和原发灶具有不同的分子分型是一种常见的情况，这是由于肿瘤在时间和空间上具有的异质性。根据目前公认的激素受体和 HER2 阳性的定义，只要有一次阳性的检查结果，就可以考虑进行相应的内分泌治疗或抗 HER2 靶向治疗。进一步的影像学检查证实邢女士只有这一个可见的病灶，符合“寡转移”的诊断标准。因此，给予邢女士曲妥珠单抗联合多西紫杉醇和卡培他滨的治疗。经过两个周期的治疗后，再次进行影像学检查，发现目前只能看到左肺这个孤立的病灶，并没有新增的病灶。为了彻底治疗这个病灶，邢女士进行了根治性的三维立体放射治疗。放疗结束后，邢女士继续接受了 4 个周期的化疗联合曲妥珠单抗靶向治疗。在此期间，经多次反复复查未发现新增的肿瘤病灶。因此，在完成了 6 个周期的靶向治疗联合化疗后，给予邢女士曲妥珠单抗联合阿那曲唑内分泌治疗。目前，邢女士已经接受曲妥珠单抗和阿那曲唑治疗超过 4 年，多次的复查都没有发现新增的病灶。

3. 巨大肝转移内脏危象乳腺癌患者在精心治疗下转危为安 孙女士因在右侧乳房发现了一个肿块前来医院接受检查。诊断结果显示她患有 HER2 阳性乳腺癌，并且已经发生弥漫性的肝转移、胸腔、腹腔和骨转移。当时，她的病情已经达到肿瘤内脏危象的程度，肝功能明显异常，胆红素进行性升高，随时可能出现危及生命的情况。明确诊断后，医生立即对孙女士进行曲妥珠单抗和帕妥珠单抗的静脉双靶治疗，并结合白蛋白紫杉醇的静脉化疗和胸腔灌注化疗，同时给予唑来膦酸进行骨保护治疗。第一个治疗周期坎坷异常，由于患者体质状况欠佳，在将化疗药物分次给予后，患者仍然无法耐受，很快出现了重度粒细胞下降伴感染的症状。然而，随着不良反应期的艰难度过，患者的状态越来越好。2 个周期的治疗后复查评估发现患者的乳腺病灶和肝肺病灶明显缩小。目前，孙女士仍在定期接受治疗和复查评估，及时有效的药物治疗让她有更多的时间陪伴家人，同时也提高了她的生活质量。家属的良好配合和贴心照顾也使得孙女士的治疗过程更加顺利和安心。

4. 缺席的早诊早治带来无法逆转的后遗症 江女士是一位有点固执的老奶奶。自她发现乳腺肿块到肿块破溃并且下肢开始无法灵活运动，大概有半年的时间。第一次就诊后，经过乳腺穿刺活检，江女士被诊断为乳腺癌Ⅳ期，不仅乳腺、腋窝淋巴结和颈部淋巴结有病灶，脊椎的转移也导致脊髓压迫，出现了瘫痪的症状。此外，肺部也存在多发结节，提示肺转移。江女士乳腺肿瘤的分子分型被判定为 HER2 过表达型。她接受了曲妥珠单抗联合帕妥珠单抗的抗 HER2 靶向治疗及白蛋白紫杉醇化疗。对于由胸椎肿瘤转移引起的脊髓压迫，脊柱外科认为手术风险太大，获益不确定，因此江女士接受了紧急放疗。经过 6 个周期的药物治疗，江奶奶的乳腺、肺和多发淋巴结的病灶完全消失，但由于神经损伤是不可逆的，因此江女士的下肢乏力症状仅有轻微好转。在持续的靶向治疗下，江女士的疾病得到了 3 年多的控制。值得注意的是，如果江女士能早点就医，她的下肢活动能力预计可以保留。早期诊断在乳腺癌患者的诊治中具有非常重要的意义。

对于复发转移性 HER2 阳性乳腺癌患者经过精准治疗后获得长期病情控制的病例还有很多，值得我们思考的是，一线以抗 HER2 靶向治疗为主的综合治疗往往会带来较好的获益，显著改善了患者的预后。对于患者而言，如果能够早期就诊，及时发现问题，尽早开始治疗，那么有可能会带来令人欣慰的长期生存和更好的生活质量。

三阴性乳腺癌患者复发转移后经治疗得到长期缓解

1. 三阴性乳腺癌及时发现寡转移在局部治疗及二次辅助治疗后完全缓解 2016 年春天，年仅 34 岁的刘女士被诊断患右乳三阴性乳腺癌。接受了右乳保乳手术治疗后，刘女士完成了8个周期的化疗和30次右乳放疗。2019年4月的一次常规复查中，腹部超声检查发现其右侧肾上腺存在异常占位，引起了医生的关注。经进一步检查高度怀疑右侧肾上腺转移或者右侧肾上腺肿瘤。由于其他部位未发现明确的病灶，刘女士接受了右侧肾上腺肿瘤切除手术，手术中发现肾上腺病灶已侵犯到部分肝脏。术后病理报告显示，刘女士右侧肾上腺病灶为乳腺癌的转移病灶，且仍然属于三阴性乳腺癌。术后，刘女士接受了6个周期的紫杉醇联合卡铂化疗，并且医生对其肝脏切缘瘤床进行了局部放疗。目前，刘女士已有50个月的无病生存期，多次复查均没有看到再有复发转移的征象。

胡女士也是一位三阴性乳腺癌患者，同时还患有间质性肺炎。她于2016年11月接受了手术，当时的病理分期为T2N0M0，属于Ⅱ A期。经过8个周期的化疗后进入康复期，并定期进行随访复查。然而，2019年11月的超声检查发现左侧内乳区淋巴结肿大，穿刺活检证实为乳腺癌的局部复发。这也是一个孤立性的复发转移灶。胡女士接受了6个周期的含铂化疗和局部放射治疗后，病灶消失了。随后，她开始口服卡培他滨进行维持治疗，并定期进行复查，没有观察到明确的复发转移征象。目前，胡女士已经有3年多的无病生存期，病情控制得很好。

2. 二次活检提示转移性三阴性乳腺癌经综合治疗长期控制

李女士的病程相对较长。她在2008年2月接受了右乳癌改良根治术。手术后，她接受了6个周期的化疗和1个疗程的放疗。在

2019 年 8 月的体检中，发现她的肿瘤标志物显著升高。随后的 CT 检查显示右肺门和纵隔有肿大的淋巴结，并且在脾脏中发现了低密度病灶。由于李女士患有乳腺癌，故进行了支气管镜检查并取得了纵隔淋巴结活检结果，证实为乳腺癌转移。这次病理分子分型为三阴性，当时唯一可选择的治疗方法是化疗。经过使用白蛋白紫杉醇联合卡铂的化疗后，李女士的肺门和纵隔淋巴结消失了。然而，值得注意的是，她的肿瘤标志物经历了先降后升的变化。这引起了医生对李女士脾脏病灶的关注：她的肿瘤标志物的表现与脾脏病灶的大小变化相一致。尽管肺门和纵隔淋巴结的病灶得到了很好的控制，但脾脏的病灶却有所增大，高度提示脾脏病灶为肿瘤性病灶。在对脾脏病灶进行放射治疗后，李女士的脾脏病灶缩小了，肿瘤标志物也降到了正常范围内。经过综合治疗，李女士已经有 2 年多的无进展生存期。此病例一方面提示即使是三阴性乳腺癌也有可能在 5 年后出现复发转移，另一方面也提示综合治疗在晚期乳腺癌治疗中的重要性。

激素受体阳性、HER2 阴性乳腺癌患者

1. 激素受体阳性、HER2 阴性乳腺癌患者经一线内分泌治疗获得长期疗效 顾女士于 2011 年 11 月接受了左乳癌改良

根治手术。手术后的病理结果显示顾女士为左乳中分化浸润性导管癌，分期为 T2N2M0，属于Ⅲ A 期。她的分子分型为激素受体阳性、HER2 阴性。术后，顾女士接受了紫杉类联合蒽环类的辅助化疗，并进行了患侧胸壁及锁骨上下区的放疗。从 2012 年 9 月开始，顾女士开始进行不规律的内分泌治疗，先后接受了他莫昔芬和托瑞米芬治疗。然而，由于出现了潮热和夜间睡眠质量差的不良反应，她自行停药了。2018 年 11 月的常规体检发现顾女士的肺部出现了新的多发结节，骨扫描显示胸骨有病变，同时 CT 显示胸骨有骨破坏的表现。经过进一步诊断，顾女士被诊断为乳腺癌Ⅳ期，同时出现了肺部和骨骼的转移。从 2018 年 11 月开始，顾女士接受了戈舍瑞林联合依西美坦的内分泌治疗，并同时采用唑来膦酸的骨保护治疗。随后的多次复查显示肺部结节有所缩小，部分结节甚至消失，这表明肿瘤对内分泌治疗十分敏感。目前，顾女士已经有 4 年多的无进展生存期，只需定期进行简单的药物治疗和注射，生活质量没有受到影响。

赵女士的乳腺癌属于激素受体阳性、HER2 阴性类型。在 2014 年 1 月，她接受了左乳癌的改良根治手术。术后病理结果显示其分期为 T2N0M0，即没有淋巴结转移和远处转移。随后，她接受了 6 个周期的化疗以及他莫昔芬内分泌治疗。然而，在 2019 年 8 月，赵女士开始感到右侧髋骨部位疼痛，于是进行了骨扫描和 CT 检查。结果显示她的右侧髋骨发生了转移。为了控制病情，她开始接受氟维司群内分泌治疗，并同时进行唑来膦酸骨保护治疗。此外，她还接受了 10 次放疗来缓解骨痛及控制病灶。赵女士的生活质量也非常好，在内分泌治疗下获得了 3 年多的无进展生存期。激素受体阳性、HER2 阴性乳腺癌往往会在手术后多年后复发转移，有效的内分泌治疗往往可以获得更长的无进展生存期，而且患者的生活质量也几乎不受影响。

2. 激素受体阳性、HER2 阴性乳腺癌患者反复进行化疗有效后进行内分泌维持治疗 周女士的乳腺癌属于激素受体阳性、HER2 阴性，出现复发转移后并没有改变分子分型。2008 年，周女士接受了左乳保乳手术，术后她接受了 8 个周期的化疗、放疗和他莫昔芬内分泌治疗。然而，在 2012 年 3 月，周女士发现了肝脏病灶，并通过穿刺活检确诊为乳腺癌肝转移。4 个周期的化疗后，周女士的肝脏病灶消失。她接受了戈舍瑞林联合阿那曲唑内分泌维持治疗近 6 年。2018 年，经磁共振成像检查显示周女士的肝脏出现了新增病灶，骨 ECT 提示第五腰椎有转移。为了控制病情，她接受了 6 个周期的长春瑞滨联合卡培他滨治疗。治疗后，肝脏病灶明显缩小，骨转移灶稳定。2018 年 11 月起，周女士接受了戈舍瑞林卵巢功能抑制加哌柏西利靶向治疗以及氟维司群内分泌联合治疗。目前，周女士已经有 4 年多的疾病缓解。尽管出现两次病情进展，但患者在化疗有效降低肿瘤负荷后，经内分泌维持治疗带来了更长时间的临床获益。

3. 妊娠相关乳腺癌伴内脏危象患者通过化疗稳定病情 尹女士在怀孕 27 周时出现腰痛，开始以为是腰椎间盘突出，便多卧床休息，后腰痛逐渐加重伴活动受限，并且出现了咳嗽、胸闷及气促。后至医院全面检查评估，诊断为乳腺癌晚期伴骨转移、双肺感染、高钙血症、肺不张及癌性淋巴管炎。为了能快速缓解病情、挽救这位母亲的生命，产科医生启动药物引产后，尹女士诞下了一名宝宝。在重症监护室进行无创呼吸机辅助通气稳定病情后，尹女士接受了白蛋白紫杉醇单周方案化疗。化疗逐渐起效，尹女士病情逐渐好转，不仅腰痛缓解了，呼吸困难也逐渐好转。妊娠期乳腺癌往往让人无法预料，这个病例便提示年轻女性在妊娠期也要注意乳房体检，如有不适需要及时就诊。此外，在内脏危象的情况下，有效的化疗能够快速控制病情，有助于为后续治疗赢得时间。

罹患晚期乳腺癌但获得长期疾病控制的患者并不罕见。这些患者的诊疗过程各不相同，往往前期会有一些波折，但是经过规范化的治疗，部分患者获得了长期生存。这部分患者能够较长期获益的一个重要原因是其病灶相对较为局限，另一个原因是肿瘤对于所选择的治疗方案相对敏感。尽管诊治过程中患者会有一些缺憾，确诊后也都经历了比较严重的心理抑郁期，然而她们的故事告诉我们不要惧怕，遇到困难时并不是只有绝望。

第九章

面对乳腺癌，我的心声

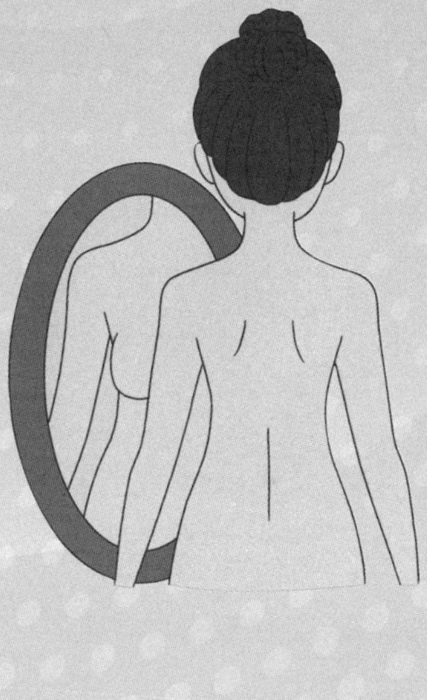

医生心声

癌症的治疗是一场漫长而艰难的战斗，它绝不是一个人的战斗，而是患者、现代医学和全人类共同对抗疾病的斗争。在这个过程中，医生从未停止过探索与前进的脚步。从早期的手术、放疗到化疗、靶向治疗和免疫治疗，医学不断进步，带来了新的治疗方法，为患者打开更多的治愈之门，提高他们的生活质量。

但在这场没有硝烟的战斗中，医生承担着多重角色：治疗者、探索者、教育者、支持者和协调者。从医学院开始，老师们就通过言传身教，教会我们医术并教导我们要有一颗关爱患者的心。面对像肿瘤这样的顽疾，治愈并不总是顺利的，这常常让我们的信心波动。每天的临床工作中，我们都会小心翼翼、反复思量，为良好的疗效感到喜悦，为不佳的疗效忧愁。临床工作之外，不断学习新的知识、寻求新的方法，希望在看似不可能中找到可能。根据患者病情提供规范化的标准治疗是当前行业规范对我们的要求。在标准治疗之外，我们还能做什么呢？这些问题使得我们致力于临床实践中的探索、总结和创新，希望为患者找到奇迹。我们既是医生也是研究者，同样还是教育者和支持者。对于乳腺癌这种需要接受长期治疗和康复的疾病，传播疾病知识非常重要。我们希望患者理解治疗的必要性，能够自如地应对治疗的不良反应。我们愿意成为患者坚实的后盾，以各种方式陪伴患者康复，不仅关心患者的身体健康，也关心患者的心理健康。通过倾听、理解和鼓励，帮助患者和其家人保持积极的心态，增强抗癌的勇气。在多学科团队治疗模式中，负责主诊的肿瘤科医生往往是关键的协调者，和其他专业的医生一起为患者制定和执行综合治疗方案。这种合作模式综合考虑了患者的需求，提高了治疗效果。

综上所述，卓越的医疗技术与温暖的人文关怀是医生的追求。日复一日，医者仁心，唯愿治疗的疗效如春阳温暖照人心。竭尽所能、济世救人，乃医者之本初之志。因此，对于患者，特别想说几句话。

第一句：你已经非常出色地面对了这一挑战。请记住，患病绝非任何人的过错，它是一种医学上的状况，与个人的选择或行为无关。在这一过程中，最重要的是要善待自己，保持积极的心态。

第二句：请放心，你绝不会独自面对这一挑战。医护团队将会使用基于最新科学研究和临床证据的治疗方法来治疗疾病。在整个治疗过程中，请不要感到害怕，医护人员在这里为你提供支持和指导，共同使用科学的手段来对抗乳腺癌。

第三句：我们理解你可能会有许多疑问和担忧，这是完全正常的，不要害怕提出任何问题。无论是关于治疗方案的细节，还是对不良反应的担心，或是对未来治疗进展的疑问，我们都会为你解答。建议你尝试将这些问题梳理起来，这样我们就可以更有效、更系统地为你解答。我们会努力地温柔对待你，也希望你能感到被充分理解和支持，从而不惧前路。

患者心声

在那一刻，诊断结果如寒冰般刺入我的心脏，让我感到从未有过的震惊与害怕。乳腺癌，这几个字仿佛重重地压在我心头，让我难以呼吸。我试图寻找一线希望，却发现自己已在未知的恐惧中迷失。未来的路，一时间显得如此模糊不清，我的心里充满了各种疑问和担忧：治疗会是怎样的过程？我能承受得住吗？我的家人该如何是好？每一个念头都像是夜空中的流星，瞬间划过却留下长长的尾迹。在这样的惶恐之中，我深知，我需要勇敢地面对这一切，即便前路未知，我也必须寻找我的方向，一步步走出这片阴霾。但在那一刻，我承认，我害怕，我震惊，我担忧，我对未来充满了不确定。

在乳腺癌的治疗过程中，我经历了前所未有的挑战。恶心、呕吐、乏力、头发逐渐脱落……每一种症状都像是在不断提醒我，这场战斗有多么艰难。刚开始，我几乎不知所措，那种身体和心灵的双重打击让我感到极度无助。随着时间的推移，我慢慢地学会了如何应对这些不良反应，如何在治疗的漩涡中找到我的小小安慰。我开始更加注重自己的营养和休息，学会了在恶心波动中找到缓解的方法，也逐渐接受了头发的脱落，认识到这只是暂时的，是战胜疾病的必经之路。

终于，当我完成了治疗，那一刻的轻松感是难以言喻的。所有的不适、恐惧和不确定都随着治疗的结束而渐渐消散。我深吸一口气，感觉自己仿佛重生了，那种从未有过的轻盈与自由让我泪流满面。是的，我知道康复之路可能还很长，但在那一刻，我感到了前所未有的希望和力量。我知道，无论未来怎样，我都已经准备好了继续前行。我不禁感慨，生命的脆弱与坚强竟是如此并存。家人也给了我莫大的支持，让我明白，无论生命带给我们什么，只要我们勇敢面对，总有渡过难关的一天。

随着时间的流逝，我在乳腺癌的康复过程中逐渐找到了生活的节奏，心境也趋于平静。日复一日，我开始将注意力转移到工作、家庭和朋友身上，乳腺癌这件事似乎慢慢地从我的日常生活中淡出，成为一段我不愿再提起的过去。我笑得更多了，也开始规划未来，仿佛疾病只是生命中的一次插曲，现在已经落幕。

然而，每当复查的日子临近，那种深藏在心底的忐忑又会不请自来。我努力告诉自己，一切都会好的，毕竟我已经度过了最艰难的时刻。但无论我如何自我安慰，等待检查结果的那段时间总是让我感到异常漫长和焦虑。每一次走进医院，心里都会不自觉地重温那段与乳腺癌斗争的日子，那种恐惧和不确定再次浮现心头。

尽管我已经逐渐回归正常生活，乳腺癌却似乎在我的内心深处种下了一颗永远无法拔除的种子。每次复查，都是对我心灵的一次小小考验，提醒我不要忘记过去，同时也告诫我要珍惜眼前。我学会了在这种忐忑中寻找平衡，尽管不容易，但我明白，这也是康复的一部分。我开始接受，无论未来如何，这份忐忑也许会伴随我一生，但它也会成为我坚强前行的动力。

家属心声

当癌症第一次真正来到我的身边，我对死亡、失去的真实体会是从前的千万倍，思考了很久，还是决定以这样一种文字的形式记录这一年来我的心路成长历程，也希望能给现在同样身处黑暗的你给予一些帮助。

至今我仍清晰记得去年第一次看到母亲彩超检查报告时的心情，那是内心第一次真切体会到陪伴自己长大的大树即将倒下的恐惧、悲痛、迷茫与无力。在中国的医疗环境下，面对病情不容乐观的患者，通常医生首先会向患者家属交代患者的真实病情，由于对肿瘤的刻板印象，亲人确诊癌症对我们来讲无疑是晴天霹雳，家属承受的压力在很多情况下远远大于患者。家属既是患者的照顾者，也是与医生沟通交流的主要对象，治疗方案的选择、不良反应的观察与应对，每一步都是如履薄冰，害怕每一次选择不能给家人带来最优的治疗，害怕自己的选择会成为永远的遗憾和悔恨，这些压力时刻跟随我们，挥之不去。现在再来看，有时候往往是这些所谓的选择让我们忽略甚至遗忘了我们与家人之间最亲密地接触、最有效的鼓励方式。事实上，我们只需根据自身的家庭经济条件在医生给出的方案中选择最适合自身实际情况的即可。

在这一过程中，有人选择了告知，有人选择了隐瞒。以我个人经历来看，隐瞒病情意味着家属需要编造无数的谎言来获得患者治疗的配合，无形中也增加了家属自身的心理负担，而一味鼓励患者盲目乐观，当疾病进展时会不可避免地引起患者的猜疑，造成极大的现实落差，不利于治疗的持续性，往往会导致恶性循环。因此我选择了适当告知母亲她的病情，同时不断向母亲传输积极治疗、配合医生是可以达到“疾病治愈”的观念，帮助其调整后续的工作和生活往往会是更好的选择，既有利于我们家属减轻心理负担，也有利于提高患者治疗的依从性。看着母亲从开始的手术，到后来的化疗、放疗、靶向治疗，一切都比我想象中的要好一点点，我也渐渐体会到生命的意义远不止于“长度”，作为家属既然无法改变这个事实，就要学会接受，有时候转换思维、学会释放，何尝不是在为整个治疗锦上添花呢？从刚开始的谈癌色变，内心充斥着恐惧、悲痛，到后来觉得癌症或许就是一种慢性病，满怀希望、乐观。和所有癌症患者家属一样，我也经历过检查前的忐忑、病理出来前的侥幸、确诊后的手足无措、手术室门口的焦急等待、化疗期间的担忧，以及随时可能失去亲人的危机感，我时刻告诉自己，每个人都终将有一天要跟自己爱的人告别，时间宝贵，唯有当下是我们能真正把握的。

家属在肿瘤患者的全程管理中所扮演的角色远比我们想象中重要得多。作为家属，我们如何更好地支持患者呢？

（1）积极调整心态，做患者的“开心果”。《人间失格》里有这样一句话：“你过得再快乐，突然想到那些瞬间，你都会以最快的速度黯淡下来，多少束光都照不亮。”这句话无比真实地反映了我最初对于母亲患癌这个噩耗的心理状态，身边同龄人开开心心的时候，自己的心里却压着一块石头，不敢快乐，总觉得在母亲饱受病魔折磨的时候，自己的快乐很对不起她。但是随着时间的推移，我也渐渐发现影响是相互的，我们的不开心对于患者的影响远比我们想象中的更大。肿瘤患者极易产生孤独的情绪，时常会觉得自己生病后变成了家人的负担，而如果我们家属每天都愁眉苦脸、以泪洗面，无疑会使患者更加自责，其实我们更应该也更有能力调整自己的心态，努力让自己的快乐能量越来越强，当我们因为一些小事开心的时候记得把这份快乐传递给他们，一定要尽可能多陪伴，让患者体会到家人的温暖，一个家庭少了任何一个成员就不再是一个家，我们有理由相信当下每一件看似不幸的事情都会使明天的我们更珍惜当下幸福、有意义的生活。即使内心多么焦虑不安、悲痛无奈，在患者面前也要尽量保持“内紧外松”的状态。

（2）学习抗癌知识，做好患者的资料库。随着医疗水平的不断提升和治疗技术的不断成熟，与癌共存尤其是乳腺癌已经屡见不鲜，许多乳腺癌患者都成功度过了 5 年危险期。对于没有医学基础的普通人来说，一些科普书籍、微信公众号分享的抗癌知识都是非常好的学习渠道，此外医院及公益组织定期开展的健康讲座也是科学高效学习的有效渠道之一。此外，在疾病确诊之初选择对的医院、对的医生比什么都重要，至今仍很庆幸我和母亲在这件事上用上了此生最大的运气，对于医院、医生的完全信任不需要我再去花时间和精力寻找个体化的治疗方案，从而有更多的时间用于陪伴、学习家庭护理知识，更多地了解母亲的心理和想法，提早学习化疗期间可能出现的症状及应对方案。

（3）建立病情档案，做好患者的翻译官。乳腺癌的治疗管理是全流程、全方位的，病程长，病历资料冗长，从开始的手术，到后面的放化疗，再到后期的每一次复查资料，作为家属我们可以按时间顺序把每一次的病历资料整理好装进文件袋里，尤其是第一次确诊、确定复发的相关资料，每次住院治疗如手术、化疗、放疗的出院记录，最近一次检查的相关资料；对于一些外院做的影像学检查如 CT、MRI 应尽量保留胶片；对于一些肿瘤指标的动态变化我们可以单独准备一个本子记录，这样复诊的时候病情一目了然，医生也可以很快地作出判断。此外，我们家属还可以准备一个本子着重记录患者接受过的主要治疗方法及经过、自身的反应及不适症状。

（4）作为癌症家属我们也一定要做好自身的健康监测，养成良好的生活习惯，保持心情愉悦。

不知不觉中，母亲已经完成 8 个周期的化疗和 28 次的放疗，我已经幻想了无数遍母亲最终的治疗效果会如何，也看了许多乳腺癌患者实现完全治愈的案例，同样渴望好运能够降临在我母亲身上，在健康面前所有的一切都显得微不足道，我们永远不知道意外和明天哪个会先到，既然如此就先过好眼前的日子吧。最后，希望每一位患者和家属都能爱自己，衷心祝愿所有乳腺癌患者及其家人都能平平安安、健健康康、开开心心！